Julia Teschel

Chakrenreise

Impressum

1. Auflage

Coverdesign: BookDesigns unter Verwendung einer Grafik von
© aen_seidhe, https://stock.adobe.com/
Buchlayout: BookDesigns, www.bookdesigns.de
Grafikelemente: © DrawingMyDiary, https://stock.adobe.com
Verlag: Julia Teschel c/o Zeuner Publishing, Zum Badestrand 2b, 15754 Heidesee
Druck: Amazon KDP

ISBN Taschenbuch: 9798531938336

Bibliografische Information der Deutschen Nationalbibliothek:
Die Deutsche Nationalbibliothek verzeichnet diese Publikation in der Deutschen Nationalbibliografie; detaillierte bibliografische Daten sind im Internet über http://dnb.d-nb.de abrufbar.

Julia Teschel

Chakrenreise

❃ Heile deine Chakren in 21 Tagen ❃

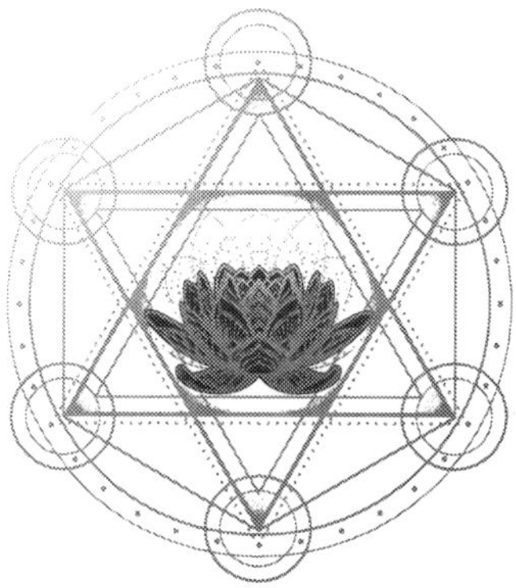

Ein Chakra Praxisbuch zur Selbstheilung

ZP

Inhalt

Einleitung

Hast du gewusst, dass unsere Chakren in einem unterschiedlichen Ausmaß aktiviert bzw. entwickelt sein können? Und dass wir sie mit ganz einfachen Übungen und Methoden ausgleichen und damit in Einklang bringen können?

Die Chakren-Arbeit[1] ist mittlerweile eine sehr beliebte Methode, um sein physisches und psychisches Gleichgewicht wiederzuerlangen. Denn die Anwendung ist einfach und die Übungen, die unsere Chakren harmonisieren, führen sehr schnell zu positiven Veränderungen. Alle hier vorgestellten Methoden sind absolut ungefährlich und wirken ganz sanft. Es geht bei der Chakren-Arbeit darum, unsere Energien zu wecken und in die richtige Richtung zu lenken – mit dem Effekt, dass dabei unser Körper ganz behutsam harmonisiert wird. Die Harmonisierung unserer Chakren ist eine einfache und dennoch äußerst wirkungsvolle Möglichkeit, Körper, Geist und Seele in Einklang zu bringen.

Das Chakren-System[2] stammt ursprünglich aus Indien und ist ein jahrtausendealtes Meditations- und Philosophie-System, das sich mit nicht sichtbaren Energiesystemen beschäftigt. Es basiert auf der Beobachtung, dass im Energiesystem unseres

Körpers sieben Haupt-Energiezentren existieren. Wenn diese Energiezentren im Einklang sind, laufen wir sozusagen rund. Sobald in einem oder mehreren Chakren Dysbalancen oder Blockaden entstehen, kann sich dies in körperlichen oder psychischen Beschwerden und Krankheiten manifestieren. Die Chakren-Lehre ist einfach zu erlernen und lässt sich gut in den Alltag integrieren.

In diesem Praxis-Buch erfährst du, wie dieses Energiesystem funktioniert und wie du damit arbeiten kannst. Es gliedert sich in zwei Teile. Im ersten Teil erfährst du, was Chakren sind und wie sie auf uns wirken. Bereits in unseren ersten sieben Lebensjahren können sich Blockaden entwickeln, die uns, wenn sie nicht gelöst werden, bis ins Erwachsenenalter begleiten. Außerdem stelle ich dir die positiven Auswirkungen der Chakra-Arbeit auf Körper, Geist und Seele vor. Mithilfe eines einfachen Chakra-Tests kannst du erkennen, welche Chakren bei dir eventuell blockiert oder geschwächt sind. Im zweiten Teil starten wir die 21-Tage-Reise, wo wir uns intensiv jedem Chakra widmen. Pro Kapitel wird eines der sieben Hauptchakren detailliert vorgestellt. Du erfährst, welchen Körperbereichen das jeweilige Chakra zugeordnet ist und welche Wirkungen es sowohl auf unseren Körper als auch auf unseren Geist hat. Es wird ausführlich beschrieben, wie du ein harmonisches von einem blockierten Chakra unterscheiden kannst. All die aufgelisteten Symptome und Beschwerden können dir einen Hinweis geben, ob das jeweilige Chakra bei dir in Balance ist oder nicht. Du bekommst zudem einfache Übungen und Techniken an die Hand, die dir dabei helfen, das gestörte Chakra wieder ins Gleichgewicht zu bringen.

Da es sich um eine 21-Tage-Reise handelt, widmen wir uns jedem Chakra drei Tage lang. Mit den praxisorientierten Übungen und Heilmethoden aus den Bereichen Chakra-Atmung, Aroma-Therapie, Edelstein-Therapie sowie Affirmationen erhältst du konkrete Anleitungen zur Harmonisierung des jeweiligen Chakras, damit dein Energiefluss wieder ausgeglichen wird. Am Ende des Buches reflektieren wir unsere Reise und ich stelle ich dir noch weitere Methoden für die Chakra-Arbeit vor, denn es gibt eine Vielzahl an Möglichkeiten, um unsere Chakren in Balance zu bringen bzw. zu halten.

Die Chakrenreise entstand in den letzten Jahren im Rahmen meiner Tätigkeit als Energieheilerin. Sie basiert auf eigenen Erfahrungen und den Erfahrungen meiner Klienten. Mit diesem Buch hoffe ich, nicht nur meinen Klienten meinen Erfahrungsschatz mitzugeben, sondern auch viele Leserinnen und Leser einzuladen, sich auf die Chakrenarbeit einzulassen. Es ist ein einfaches und sanftes Mittel, vielzählige physische oder emotionale Blockaden aus dem Leben zu entfernen, sodass sich Dinge manchmal wie von Zauberhand auflösen oder neu entfalten können in deinem Leben.

Nun wünsche ich dir viel Spaß bei der Chakrenreise!
Mögen Wunder mit dir sein ;-)

Deine, Julia

TEIL 1

Ein Überblick über das Chakren-System

Der Begriff Chakra[3] (Mehrzahl = Chakren) stammt aus dem Sanskrit und bedeutet übersetzt „Rad“ oder „Wirbel“. Unsere Chakren befinden sich in einer ständigen, trichterförmigen Drehbewegung. Durch das Kreisen nehmen sie Lebensenergie von außen auf, verteilen diese in unserem feinstofflichen Körper und geben sie wieder ab. Über die Chakren nehmen wir somit Energie aus unserer Umwelt auf. Bei den Chakren handelt es sich um Bewusstseins-Zentren im menschlichen Körper. Ihren Ursprung haben sie in unserem feinstofflichen Energiesystem, durchstrahlen jedoch auch unseren physischen Körper. Chakren beeinflussen unsere Zellen, Organe sowie das gesamte Hormonsystem. Sie sind auch psychoenergetische Zentren und wirken sich auf unsere Gefühle und Gedanken aus. Hellsichtige Menschen beschreiben die Chakren als leuchtende, trichterförmige Zentren, die unseren Körper wie kleine Sonnen durchstrahlen. Jedes einzelne Chakra bildet den Mittelpunkt für unzählige feinstoffliche Energiebahnen und dient als Transformationszentrum. Die von jedem Chakra aufgenommene Energie wird gesammelt, umgewandelt und unserem Körper sowohl für seelischen als auch körperlichen Prozesse zur Verfügung gestellt. Außerdem ermöglichen uns die Chakren, dass wir positive Kräfte nach außen strahlen und somit Einfluss auf unsere Umwelt nehmen können. Die einzelnen Chakren[4] liegen entlang unserer Wirbelsäule und sind nach vorne geöffnet. Ausnahmen bilden hier das Wurzelchakra, das nach unten geöffnet ist und unsere Verbindung mit der Erde symbolisiert, sowie das Kronenchakra, das nach oben geöffnet ist und unsere Verbindung zu den kosmischen Energien herstellt. Jedes Chakra hat eine eigene Schwingungsfrequenz und steht für bestimmte Lebensbereiche. Die Energien fließen über die sogenannten Nadis – das sind feinstoffliche Energiekanäle, die den ganzen Körper durchziehen – hin zu den einzelnen Organen, Gewebestrukturen und Drüsen. Auf der psychischen Ebene verbinden uns unsere Chakren mit den jeweiligen Bewusstseinsinhalten. So wie jedes Chakra mit einem bestimmten Teil unseres physischen Körpers in Beziehung steht, tun sie dies auch untereinander. Jedem Chakra wird eine Farbe, eine Silbe, ein Symbol sowie ein Element zugeordnet. Mit der Chakrenarbeit wird versucht, alle Chakren zu öffnen, damit die Energien ungehindert fließen können. Allerdings gibt es vieles, was unsere Chakren blockiert und somit eine Dysbalance entsteht. Ängste, Neid, Eifersucht, Stress, Wut und Hass, aber auch Kindheitstraumata, die wir noch nicht verarbeitet haben, können dafür sorgen, dass der Energiefluss behindert wird. Die Folgen eines gestörten Energieflusses sind unterschiedliche Beschwerden, Krankheiten und psychische Probleme. Im folgenden schauen wir uns die 7 Hauptchakren im Detail an und wie Blockaden bereits im Kindesalter entstehen können.

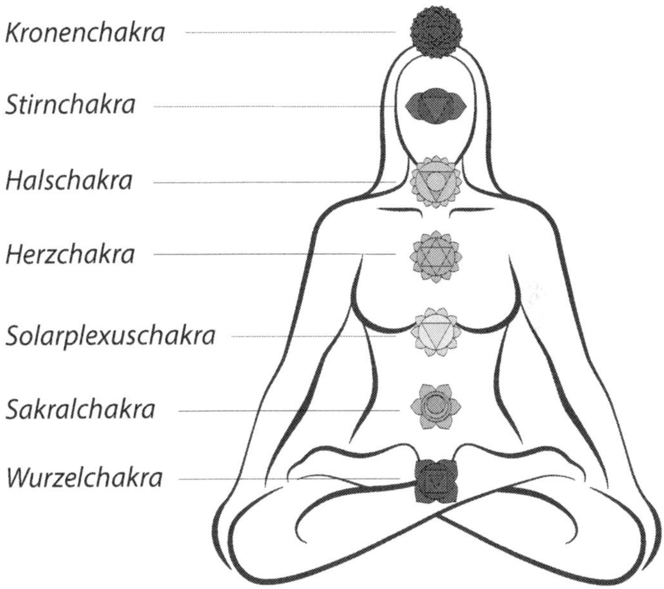

Abbildung 1: Die Position der Chakren
(© Furian, depositphotos.com)

Die 7 Haupt-Chakren und die Entstehung von Blockaden

Jedes Chakra hat eine bestimmte Farbe, die ihr Energiefeld beeinflusst. Sie stellen einen energetischen Kontakt zwischen unserer Seele und unserem physischen Körper dar. Außerdem steht jedes Chakra für verschiedene Bereiche[5] in unserem Leben. Das beginnt bereits bei unserer Geburt bzw. schon im Mutterleib und zieht sich durch unser ganzes Leben hindurch. Besonders unsere ersten Lebensjahre prägen uns. Erfahren wir in dieser Zeit wenig Liebe und Zuneigung oder werden unsere Bedürfnisse unterdrückt, kann es dazu führen, dass sich einzelne oder auch mehrere Chakren nicht oder unzureichend entwickeln. Auch unsere Geburt kann uns, unter Umständen, ein Leben lang prägen. Sie kann bestimmend dafür sein, ob wir die Welt als einen angenehmen und freundlichen Ort empfinden, oder ob wir sie als kalt und lieblos wahrnehmen. Wenn wir geboren werden, erfahren wir das erste Mal die Trennung von unserer Mutter. Spüren wir weiterhin die Energie unserer Mutter, können wir uns vertrauensvoll den neuen Erlebnissen öffnen. Werden wir aber nach der Geburt getrennt, erfahren wir einen tiefen

Schmerz der Trennung und Einsamkeit. So ein Erlebnis ist für ein Kind so überwältigend, dass unser Energiesystem nicht in der Lage ist, diese Gefühle zu verarbeiten. Somit erfahren wir eine tiefgreifende Prägung, die bereits eine erste Blockierung unserer Energien – vorrangig im Bereich unseres Wurzelchakras – zur Folge hat.

Speziell unser **erstes Lebensjahr**[6] ist von enormer Bedeutung für das Wurzelchakra. Dieses ist unter anderem für das Urvertrauen zuständig. Machen wir als Kleinkind negative Erfahrungen, wird es uns im Leben schwer fallen, Vertrauen zu uns selbst, anderen oder zum Leben aufzubauen. Das Wurzelchakra ist das unterste unserer Chakren und bildet die Basis für alle übrigen. Es versorgt alle anderen Chakren mit Lebensenergie. Aus diesem Grund wirkt sich auch eine Blockade im Wurzelchakra im gesamten Energiesystem aus. Speziell im ersten Lebensjahr brauchen wir den Körperkontakt zu unserer Mutter oder zu anderen Bezugspersonen. Wir haben in diesem Alter auch noch keinen Zeitbegriff. Das heißt, wenn wir weinen, wissen wir nicht, ob dieser Zustand jemals ein Ende finden wird. Wird unser Verlangen stets sofort gestillt, beginnen wir zu vertrauen, dass immer für uns gesorgt werden wird. Hier beginnt dieses Urvertrauen, das so enorm wichtig für unser ganzes Leben ist. Wenn wir als Kind diese Gefühle des Urvertrauens, der Sicherheit und Geborgenheit verlieren, werden wir im Laufe unseres Lebens immer mehr im Außen danach suchen. Wir streben nach einem Ersatz für menschliche Nähe und Wärme. Als kleines Kind sind das vielleicht Kuscheltiere und als Erwachsener schöne Kleider oder ein tolles Auto. Wir sind auf der unbewussten Suche nach etwas, das dieses Gefühl der Leere vertreibt.

Im **zweiten Lebensjahr** kommt zum Grundthema des Wurzelchakras, welches sich über die kompletten ersten sieben

Lebensjahre erstreckt, ein neues Hauptthema hinzu. In diesem Jahr wird das Sakralchakra geprägt. In dieser Lebensphase sind körperliche Nähe und Geborgenheit von enormer Bedeutung. Wenn wir in dieser Zeit lernen, all unsere Emotionen ausdrücken zu können, ohne dass negative Gefühle bestraft werden, ist es uns im späteren Leben möglich, selbstbewusst und voller Lebensfreude zu sein. In diesem Alter bringen wir noch keine Negativität zum Ausdruck. Sind wir zornig, dann nur aus dem Grund, weil ein natürliches Bedürfnis enttäuscht wurde. Das Schreien und Umherschlagen lösen die so entstandene Blockade. Verhindern die Eltern das allerdings und sagen dem Kind, dass sie es erst wieder lieb haben, wenn es brav ist, vermitteln sie ihm, dass es nicht gut genug ist. So übernimmt das Kind diese Haltung des Urteilens von seinen Eltern, weil es ihre Liebe nicht verlieren möchte, und verdrängt somit die ungeliebten Anteile in sich selbst. Energetisch gesehen, entsteht so ein Mangel an Urvertrauen im emotionalen Bereich, wodurch eine Blockade im Sakralchakra entsteht. Dies hat zur Folge, dass es uns als Erwachsener schwer fällt, unsere natürlichen Gefühle zu akzeptieren und auszudrücken. Wir suchen dann, um überhaupt etwas empfinden zu können, nach Reizen im Außen.

In unserem **dritten Lebensjahr** entfaltet sich unsere Persönlichkeit. Wir lernen unsere Gefühle und Erlebnisse zu verarbeiten. Zu dieser Zeit kommen wir mit den Energien des Solarplexuschakras in Kontakt. Unser emotionaler Ausdruck wird immer differenzierter und wir beginnen damit, eine eigenständige Persönlichkeit zu entwickeln. Wir entdecken unseren Einfluss auf andere und testen nur allzu gerne das „Nein“ sagen, um zu sehen, was passiert. Besteht zwischen Eltern und Kind ein Machtkampf und zwingen sie dem Kind ihren eigenen Willen auf, fühlt sich das Kind in seiner erwachenden Persönlichkeit ungeliebt und nicht akzeptiert. Somit werden die Energien des Solarplexuschakras blockiert. Wenn wir erwachsen sind, fehlen uns das Vertrauen und der Mut, unsere individuelle Persönlichkeit zu leben. Wir trauen uns dann auch nicht, unser Leben nach unseren eigenen Vorstellungen zu gestalten und aus negativen Erfahrungen zu lernen. Stattdessen versuchen wir, uns anzupassen oder unsere eigene Welt zu kontrollieren.

Das **vierte Lebensjahr** ist geprägt von der Entfaltung unserer Herzensqualitäten. Es geht um Mitgefühl, Toleranz und Selbstwert. Wir lernen das Spiel von Geben und Nehmen sowie uns in andere hineinzuversetzen und benötigen viel Liebe. Wird dieses Bedürfnis nach Liebe in dieser Phase erfüllt, sind wir in der Lage, Liebe annehmen und auch geben zu können, ohne mit Eifersucht zu reagieren oder besitzergreifend zu sein. Auch für unser Selbstwertgefühl ist dieses Lebensjahr sehr entscheidend. Wir lernen, uns künstlerisch auszudrücken, indem wir singen, malen oder tanzen. Werden wir in dieser Phase unseres Lebens bewertet oder ausgelacht, schwindet unser natürlicher Selbstwert und eine Blockade im Herzchakra entsteht.

In unserem **fünften Lebensjahr** entwickelt sich das Halschakra. Zu dieser Zeit kommt es zu einem gewaltigen Sprung in der Sprachentwicklung und unsere Fähigkeit der Kommunikation wird intensiviert. Wir lernen uns auszudrücken und die Stimme für uns selbst und unsere Wünsche zu erheben. Es geht um das „Gehört werden" und die Wahrheit auszusprechen. Für die optimale Sprachentwicklung ist es von enormer Bedeutung, dass wir unterstützt werden. Im optimalen Fall können wir ganz bestimmt „Ja" oder „Nein" sagen, haben einen umfangreichen Wortschatz und sind in der Lage, unsere Bedürfnisse klar zu formulieren. Wie kommunizieren gerne mit anderen und haben dabei einen guten Selbstausdruck. Erfahren wir in dieser Phase

Ablehnung, wird unser Halschakra blockiert. Dies kann durch die Eltern oder andere Kinder passieren. Sei es durch Auslachen, weil man etwas falsch gesagt hat, oder weil man nicht gehört wird. Mit der Zeit werden wir immer unsicherer und bekommen Hemmungen vor anderen zu sprechen. Im Verlauf unseres Lebens wird diese Unsicherheit immer stärker werden. Wir haben Angst vor Kritik und können uns für andere nicht mehr öffnen.

Die Themen im **sechsten Lebensjahr** sind die Entwicklung der inneren Sinne, der Intuition und der Geisteskraft. Nun entwickelt sich unser Stirnchakra weiter und ermöglicht uns das Eintreten in die Welt der geistigen Energien. Wir vertrauen unserem inneren Wissen und erkennen die Zusammenhänge im Leben. Diese Phase ist geprägt von einem außerordentlichen Wissensdrang. Wird dieser allerdings nicht gestillt und unsere Fantasie gebremst, beginnen wir, unser drittes Auge zu verschließen. Dies hat zur Folge, dass wir kopflastig werden. Wir verlieren die ganzheitliche Sichtweise und lassen nur das gelten, was mit unserem Verstand erfassbar ist. So verlieren wir auch unser angeborenes Vorstellungsvermögen und unsere Intuition.

Die Grundlage des spirituellen Bedürfnisses entsteht in unserem **siebten Lebensjahr** und unser Kronenchakra entwickelt sich weiter. In dieser Phase geht es um den Sinn des Lebens, den Tod und um Gott. Wir stellen uns Fragen, wie: „Wo kommen wir her? Wo gehen wir hin?“ Können oder dürfen wir uns jedoch nicht für spirituelle Wahrheiten öffnen, können Gefühle der Verunsicherung und Ziellosigkeit auftreten. Auch die Angst vor dem Tod kann in unser Bewusstsein treten. Besonders wenn wir zu dieser Zeit einen Verlust erleiden müssen und unsere Fragen und Gefühle nicht ernst genommen werden. Sind wir erwachsen, fehlt uns der Glaube sowie das Vertrauen zur Erkenntnisfähigkeit und zur Welt der Spiritualität.

Die Muster, die in unserer Kindheit geprägt werden, lassen sich später nur durch bewusste Anstrengung überwinden. Somit erklärt sich auch, weshalb gerade die Erfahrungen in den ersten sieben Lebensjahren so enorm wichtig für unsere Entwicklung sind. Blockaden in den Chakren entstehen jedoch nicht nur in Kindheitstagen, sondern auch im weiteren Verlauf unseres Lebens, immer abhängig von unserer Umwelt, unseren Erlebnissen, Erfahrungen – sei es auf körperlicher Ebene (Krankheit) oder auf seelischer Ebene (emotionale Trauma oder Gefühle, die nicht verarbeitet wurden). Chakren-Arbeit empfiehlt sich daher nicht nur einmal, sondern regelmässig zu machen, wenn du dich nicht ausbalanciert fühlst. Chakren-Arbeit kann Heilung auf jeder Ebene unterstützen. Im folgenden Kapitel gehe ich näher darauf ein, welche positiven Effekte die Chakren-Harmonisierung auf deinen Körper, Geist und Seele haben kann.

Die positiven Effekte der Chakren-Harmonisierung auf Körper, Geist und Seele

Mit der Hilfe von Chakren-Arbeit kannst du durch einfache Übungen dein Energiesystem verbessern. Das Energieniveau[7] wird angehoben und deine intuitiven Kräfte gestärkt. Du erlernst einen liebevollen Umgang mit deinem Körper und so lassen sich auch ungesunde Gewohnheiten ablegen. Denn durch die Beschäftigung und Arbeit mit deinen Chakren, kannst du Krankheiten und Beschwerden als energetische Blockaden erkennen und diese mit unterschiedlichen Methoden auflösen. Durch die Chakren-Arbeit kannst du deine körperliche Gesundheit stabilisieren sowie dein spirituelles Bewusstsein erhöhen. Das Harmonisieren unserer Chakren ist eine wundervolle Möglichkeit, um Körper, Geist und Seele zu heilen. Nur, wenn alle drei Bereiche miteinander im Einklang sind, kann dir ein erfülltes Leben voller Liebe, Freude und Frieden gelingen.

Meine Klienten berichten mir immer wieder von den positiven Veränderungen durch die Chakren-Harmonisierung in ihrem Leben. Beispielsweise hatte eine Klientin ihr Leben lang

Schwierigkeiten in Partnerschaften. In jeder Beziehung gab es Probleme, denn sie war sehr eifersüchtig, hatte stets große Verlustangst und war unbewusst der Meinung, dass sie es nicht wert ist, geliebt zu werden. So war sie auch nicht imstande, Liebe zu geben und anzunehmen. Deshalb wurde ihr oft Gefühlskälte und Empathielosigkeit nachgesagt. Durch die Lösung ihrer Blockaden im Herzchakra lösten sich auch die Probleme in ihren zwischenmenschlichen Beziehungen. Sie konnte sprichwörtlich ihr Herz öffnen und lernte, sich selbst zu lieben. Dadurch änderte sich ihre gesamte Ausstrahlung und mittlerweile lebt sie in einer glücklichen Beziehung – ohne Eifersucht oder Groll, denn sie weiß nun, wie wertvoll und liebenswert sie ist. Ein anderer Klient von mir litt ständig unter Existenz- und Zukunftsängsten. Er fühlte sich oft kraftlos, verspürte keine Lebensfreude und litt an Depressionen. Auch körperlich zeigte sich seine Blockade im Wurzelchakra sehr deutlich. Verdauungsschwierigkeiten sowie Probleme mit dem Ischias waren seine ständigen Begleiter. Erst als er begann, sich mit seinem Energiesystem auseinanderzusetzen und bewusst mit den Chakren zu arbeiten, besserte sich sein Wohlbefinden und seine Gesundheit. Du siehst anhand dieser beiden Beispiele, dass sich das Leben durch einfache Chakra-Übungen, bereits bedeutend verändern kann. Schauen wir uns nun die körperlichen, geistigen und seelischen Auswirkungen genauer an.

Auswirkungen auf unseren Körper

Chakren-Arbeit bewirkt in unserem Körper, dass unser Stoffwechsel angeregt, das Immunsystem gestärkt und Entgiftungsprozesse aktiviert werden. Außerdem werden unsere Zellen und Organe mit heilender Energie versorgt. Die Chakren-Lehre geht davon aus, dass hinter jeder körperlichen Erkrankung eine energetische Ursache zu finden ist. Der Zustand jedes einzelnen Chakras beeinflusst unseren gesamten Organismus – also unsere Organe, das Hormon- und Nervensystem, den Kreislauf, die Knochen sowie unsere Verdauung.

Die positiven Effekte auf unseren Körper sind:

- Unsere Organe werden entgiftet und ihre Funktion verbessert.
- Der Stoffwechsel wird aktiviert.
- Unser körpereigenes Abwehrsystem wird gestärkt.
- Die Durchblutung wird verbessert.
- Der Kreislauf wird reguliert.
- Haltungsschäden werden korrigiert.
- Die Sauerstoffaufnahme erhöht sich.
- Unser Alterungsprozess verzögert sich.
- Akute wie auch chronische Krankheiten können sich bessern oder gar verschwinden.

Auswirkungen auf unsere Seele

Chakren sind nicht bloß Energiezentren, sondern auch Bewusstseinszentren. Die Chakren-Lehre geht ebenfalls davon aus, dass seelische Probleme eine Ursache haben, die stets in Verbindung mit einem Mangel an Fröhlichkeit, Gelassenheit, innerer Stärke sowie innerer Ruhe zu tun hat. Wird unsere spirituelle Entwicklung behindert, können sich die Chakren nicht frei entfalten. Dies zeigt sich in psychischen Erkrankungen. Depressive Verstimmungen, innere Unruhe und Ängste lösen sich durch die Arbeit mit den Chakren nach und nach auf. Du wirst merken, dass du mit der Zeit gelassener und fröhlicher wirst.

Die positiven Auswirkungen auf unsere Psyche sind:

- Wir werden immer gelassener und ruhiger.
- Depressive Verstimmungen und Erschöpfung verschwinden.
- Schlafstörungen verschwinden – unser Schlaf wird ruhig und tief.
- Ängste werden mit der Zeit abgebaut.
- Unsere Stimmung verbessert sich spürbar.
- Befreiung von Abhängigkeiten – Suchtverhalten kann bekämpft werden.
- Unsere Intuition verbessert sich und wir lernen, auf unser Bauchgefühl zu hören.
- Wir lernen unser Herz zu öffnen und lassen emotionale Nähe entstehen.
- Viele psychische Probleme lösen sich, wenn die Chakren wieder in Einklang sind.
- Unsere Lebensfreude und die Lust am Leben nehmen zu.

Auswirkungen auf unseren Geist

Durch gezielte Chakra-Übungen können wir auch unseren Geist harmonisieren. Allmählich lösen sich negative Gedankenmuster und werden durch positive ersetzt. Dies wiederum führt zu positiven Verhaltensweisen.

Die Auswirkungen auf unseren Geist sind:

- Schrittweise verbessert sich unser Gedächtnis.
- Wir erlangen geistige Klarheit.
- Wir können Wesentliches viel besser von Unwesentlichem unterscheiden.

- Ständiges Grübeln und sich über alles Sorgen zu machen hört auf.
- Negative Gedankenspiralen verschwinden.
- Unser Konzentrationsvermögen wird gesteigert.

Nachdem du nun weißt, welche positiven Auswirkungen die Chakren-Arbeit haben kann, geht es im nächsten Schritt darum herauszufinden, welche deiner Chakren eventuell blockiert sind. Auch wenn wir uns in der Chakrenreise mit jedem Chakra befassen werden, kann es interessant für dich sein, zu wissen, welche Chakren blockiert sind. Vielleicht erhälst du leichter Aha-Effekte, woher z. B. deine Rückenschmerzen stammen oder warum du dich eigentlich nicht traust, deine Meinung zu sagen. Ein Chakra kann beispielsweise wie die Schilddrüse, eine Über- oder Unterfunktion haben, sprich es ist vielleicht aufgrund von Energiemangel und Blockaden weniger aktiv. Alternativ kann es aber auch überaktiv sein, durch Energiestau oder weil es einen Ausgleich zu anderen Funktionen schaffen muss. Einige Blockaden kannst du anhand von körperlichen Symptomen ableiten, andere wiederum von emotionalen Problemen in deinem Leben. Bevor wir uns an den Chakren-Test im nächsten Kapitel wagen, gebe ich dir hier einen Überblick über die Chakren und ihre Blockaden. Auf der folgenden Seite kannst du dir gern Notizen machen, in welchen Chakren du Blockaden bei dir siehst.

Chakra	Physische Symptome	Psychische Symptome	Spirituelle Funktionen
Wurzelchakra	Colitis ulcerosa, Durchfall, Verstopfung, Hämorrhoiden, Essstörungen, Morbus Crohn, Blinddarm, Blutarmut, Krampfadern, Venenleiden, Bluthochdruck, Schlaganfall, starkes Nasenbluten, niedriger Blutdruck, kalte Hände und Füße, häufiger Urinabgang, Zystitis, Nierensteine, Bettnässen, Inkontinenz, Impotenz, Vaginismus, Pilzerkrankungen, Herpes genitalis, Arthrose der Hüfte, angeborene Fußprobleme, Plattfüße, Hohlfuß, Fußpilz, Osteoporose, Panikattacken, Schlaflosigkeit, Anämie, Erkrankungen von Darm oder Dickdarm, Probleme/Erkrankungen von Knochen, Zähnen, Füßen und der Knie, Kreuzschmerzen im Bereich des Steißbeins, Ischiasprobleme, Hexenschuss, Osteoporose, allergische Beschwerden, stressbedingte Erkrankungen sowie schlechter Allgemeinzustand	Sicherheit und Geborgenheit sowie unsere Ur-Emotionen	Identität als geistiges Wesen und körperliches Einfühlungsvermögen
Sakralchakra	Reizdarm, Rückenschmerzen im Bereich der Lendenwirbelsäule, Geschlechtskrankheiten, Erkrankungen der Geschlechtsorgane, Pilzerkrankungen im Bereich der Geschlechtsorgane, Unfruchtbarkeit,	Emotionen und Kreativität sowie alle wichtigen Gefühle	Emotionales Wohlbefinden sowie emotionales Einfühlungsvermögen

Chakra	Physische Symptome	Psychische Symptome	Spirituelle Funktionen
	Amenorrhoe, Endometriose, Eierstockzysten, Eierstockkrebs, Eierstock- und Eileiterentzündungen, Erkrankungen der Gebärmutter und des Gebärmutterhalses, PMS, Fibromyalgie, Wechselbeschwerden, Erkrankungen der Hoden, Prostatabeschwerden, Blasenprobleme, Blasenschwäche, Harnwegsinfektionen, Nierensteine, Nierenerkrankungen, Eisenmangel, Appetitlosigkeit, schlechte Durchblutung, schlechter Muskeltonus, Müdigkeit, Milz oder Harnwege, sexuelle Funktionsstörungen und Lustlosigkeit		
Solarplexuschakra	Zwölffingerdarmgeschwüre, Magengeschwüre, Dickdarmkrebs, Zöliakie, Gicht, Zwerchfellbruch, Sodbrennen, Bauchschmerzen im Oberbauch, Gallensteine, Hepatitis, Alkoholismus, Übergewicht, Reisekrankheit, Essstörungen, Verdauungsstörungen, Erkrankungen von Leber, Milz, Bauchspeicheldrüse und Gallenblase, Unterzuckerung, Diabetes, Muskelkrämpfe, chronische Müdigkeit und Bluthochdruck	Macht-Themen, Struktur, Selbstwertgefühl, Gefühle in Bezug auf Eigenverantwortung	Höhere Überzeugungen und mentales Einfühlungsvermögen

Chakra	Physische Symptome	Psychische Symptome	Spirituelle Funktionen
Herzchakra	Herzinfarkt, Herzrhythmusstörungen, Herzbeutelentzündung (Perikarditis), Herzrasen (Tachykardie), Arterienerkrankungen, Durchblutungsstörungen, Bluthochdruck (Hypertonie), niedriger Blutdruck (Hypotonie), erhöhte Cholesterinwerte, Lungenerkrankungen, Lungenentzündung, Allergien und Überempfindlichkeiten, Hauterkrankungen, Aids, Krebs, Brustkrebs, gutartige Zysten in der Brust, Autoimmunerkrankungen, rheumatoide Arthritis, Systemische Sklerose, Lupus erythematodes, Polymyalgia rheumatica, Diabetes, Raynaud-Syndrom (Morbus Raynaud), MS (Multiple Sklerose), Immunthrombozytopenie (idiopathische Thrombozytopenie), Vitiligo, Chronisches Erschöpfungssyndrom (Chronic Fatigue Syndrome), Pfeiffersches Drüsenfieber, Leukämie, Morbus Hodgkin, Influenza (Grippe), Infektanfälligkeit, Magersucht (Anorexia nervosa), Bulimie (Ess-Brech-Sucht), Erschöpfung, Hyperventilation, Lungenerkrankungen, Erkrankungen der Thymusdrüse, Kurzatmigkeit, Asthma, Brustschmerzen,schlechtes Immunsystem, Verspannungen	Liebe, Beziehungen und deren Heilung, Gefühle über bzw. zu Beziehungen	Liebe und Mitgefühl

Chakra	Physische Symptome	Psychische Symptome	Spirituelle Funktionen
	zwischen den Schulterblättern, Schulterschmerzen, Rückenschmerzen im Bereich der Brustwirbelsäule sowie rheumatische Probleme im Bereich der Arme und Hände		
Halschakra	Schilddrüsenüberfunktion (Thyreotoxikose), Myxödem, Schilddrüsenzysten und -krebs, Mandelentzündung (Tonsillitis), Rachen- und Kehlkopfentzündung, Halsschmerzen, Taubheit, Tinnitus, Asthma, Bronchitis, Emphysem, Nebenhöhlenentzündung (Sinusitis), Erkältungen und grippale Infekte, wunde Stellen im Mund (z. B. Aphten), Fieberbläschen (Lippenherpes), Zahnfleischbluten, Zahnfleischentzündungen, Probleme mit der Stimme oder den Stimmbändern, Sprachstörungen wie Stottern, Erkrankungen von Hals und Ohren, Verspannungen und Steifheit im Nacken- und Schulterbereich sowie Schmerzen im Bereich der Halswirbelsäule	Themen des Glaubens, des Ausdrucks und der Verantwortung sowie der damit verbundenen Gefühle	Höhere Wahrheiten, Hellhörigkeit
Stirnchakra	Kurz- oder Weitsichtigkeit, Astigmatismus, Grüner Star (Glaukom), Grauer Star (Katarakt), Schielen, Sehstörungen mit Flecken oder Blitzen, Makuladegeneration, Bindehautentzündung, trockene Augen,	Vision, Empfindungen und die Auffassung über Empfindungen	Höhere Vision und Hellsichtigkeit

Chakra	Physische Symptome	Psychische Symptome	Spirituelle Funktionen
	Spannungskopfschmerzen, Migräne, Ohrenleiden, Schwerhörigkeit, Schnupfen, Schwindel, neurologische Störungen, Erkrankungen des Nervensystems, Morbus Menière, Legasthenie, Konzentrations- und Lernschwäche sowie und Süchte		
Kronenchakra	Depressionen, Morbus Alzheimer, Morbus Parkinson, Multiple Sklerose, Schizophrenie, Hirntumor, Epilepsie, Unruhe, Schlafstörungen, Stottern, Migräne, Kopfschmerzen, Vergesslichkeit, Verwirrungszustände, kognitive Wahnvorstellungen, geschwächtes Immunsystem, sowie Neuritis (Nervenentzündung) mit Symptomen wie Gefühlsstörungen (z.B. Kribbeln), Missempfindungen und Taubheitsgefühle	Spiritualität und Lebenssinn sowie die Leichtigkeit im Leben im Gegensatz zu Depressionen oder Ängsten	Spirituelle Bestimmung und Prophezeiung

Notizen:

Der Chakren-Test: Wie aktiv sind deine Chakren?

Durch die Beantwortung bestimmter Fragen gelingt es relativ leicht, den Zustand deiner Chakren zu analysieren und ermöglicht ein gezieltes Arbeiten mit den betroffenen Chakren. Dieser Test[8] soll dir einen Einblick geben, wo deine Blockaden sitzen. Wenn du weißt, welches Chakra besondere Aufmerksamkeit benötigt, kannst du an diesem auch intensiver arbeiten.

Beantworte die Fragen so ehrlich wie möglich und folge am besten deinem ersten Impuls. Denke nicht zu lange über die Antworten nach. Die Beantwortung erfolgt nach Punktzahl von 0 - 5, wobei 0 bedeutet: Trifft gar nicht zu; und 5 bedeutet: Trifft besonders zu.

Frage 1: Hin und wieder habe ich das Gefühl, als hätte ich keinen Boden unter den Füßen.

☐ 1 ☐ 2 ☐ 3 ☐ 4 ☐ 5

Frage 2: Ich neige zur Verstopfung, habe oft Probleme im unteren Rückenbereich und leide oft an zu kalten Händen oder Füßen.

☐ 1 ☐ 2 ☐ 3 ☐ 4 ☐ 5

Frage 3: Ich empfinde mein Leben oft als anstrengend und fühle mich schnell erschöpft.

☐ 1 ☐ 2 ☐ 3 ☐ 4 ☐ 5

Frage 4: Meine finanzielle Situation bereitet mir Sorgen und ich habe immer wieder Existenzängste, die mich plagen.

☐ 1 ☐ 2 ☐ 3 ☐ 4 ☐ 5

Frage 5: Ich fühle mich in meinem Körper nicht wohl.

☐ 1 ☐ 2 ☐ 3 ☐ 4 ☐ 5

Frage 6: Ich finde keinen richtigen Zugang zu meinen Gefühlen und es fällt mir schwer, meinen Impulsen zu folgen.

☐ 1 ☐ 2 ☐ 3 ☐ 4 ☐ 5

Frage 7: Ich habe Angst vor Veränderung. Es fällt mir schwer, mit dem Leben zu fließen.

☐ 1 ☐ 2 ☐ 3 ☐ 4 ☐ 5

Frage 8: Hin und wieder habe ich gesundheitliche Probleme mit meinen Geschlechtsorganen oder leide öfters an Harnwegs- oder Pilzinfektionen.

☐ 1 ☐ 2 ☐ 3 ☐ 4 ☐ 5

Frage 9: Ich neige dazu, mir bestimmte Dinge zu verbieten. Gerne würde ich mein Leben genießen, weiß aber nicht so recht, wie.

☐ 1 ☐ 2 ☐ 3 ☐ 4 ☐ 5

Frage 10: Ich habe Schwierigkeiten in meinem Sexualleben.

☐ 1 ☐ 2 ☐ 3 ☐ 4 ☐ 5

Frage 11: Ich bin sehr oft selbstkritisch oder kritisch anderen gegenüber.

☐ 1 ☐ 2 ☐ 3 ☐ 4 ☐ 5

Frage 12: Es fällt mir nicht leicht, meinen Gefühlen zu trauen. Ich treffe selten Entscheidungen aus dem Bauch heraus.

☐ 1 ☐ 2 ☐ 3 ☐ 4 ☐ 5

Frage: 13: Viel zu oft sage ich „Ja“, obwohl ich eigentlich „Nein“ meine.

☐ 1 ☐ 2 ☐ 3 ☐ 4 ☐ 5

Frage 14: Immer wieder leide ich unter Blähungen und/oder Verdauungsstörungen.

☐ 1 ☐ 2 ☐ 3 ☐ 4 ☐ 5

Frage 15: Ich lasse mich sehr leicht verunsichern. Ich wäre gerne viel selbstbewusster.

☐ 1 ☐ 2 ☐ 3 ☐ 4 ☐ 5

Frage 16: Ich habe gesundheitliche Probleme oder Beschwerden mit Herz oder Lunge.

☐ 1 ☐ 2 ☐ 3 ☐ 4 ☐ 5

Frage 17: Mir fehlt es an Selbstliebe. Ich sehe mich nicht als besonders wertvoll an.

☐ 1 ☐ 2 ☐ 3 ☐ 4 ☐ 5

Frage 18: Manchmal fühle ich mich sehr isoliert und habe Angst vor dem Alleinsein.

☐ 1 ☐ 2 ☐ 3 ☐ 4 ☐ 5

Frage 19: Mir fällt es schwer, mein Herz zu öffnen. Die Angst davor verletzt oder abgelehnt zu werden, sitzt zu tief.

☐ 1 ☐ 2 ☐ 3 ☐ 4 ☐ 5

Frage 20: Mir fällt es sehr schwer, meine verletzten Gefühle zuzulassen und anderen zu verzeihen.

☐ 1 ☐ 2 ☐ 3 ☐ 4 ☐ 5

Frage 21: Ich habe oft das Gefühl, dass andere mir nicht zuhören. Manchmal frage ich mich, ob ich überhaupt gehört werde.

☐ 1 ☐ 2 ☐ 3 ☐ 4 ☐ 5

Frage 22: Ich spreche meine innere Wahrheit oft nicht aus, weil ich Angst vor Konflikten habe.

☐ 1 ☐ 2 ☐ 3 ☐ 4 ☐ 5

Frage 23: Manchmal spreche ich viel zu schnell, undeutlich, zu laut oder zu leise.

☐ 1 ☐ 2 ☐ 3 ☐ 4 ☐ 5

Frage 24: Ich kann meine Gedanken nur sehr schwer in Worte fassen.

☐ 1 ☐ 2 ☐ 3 ☐ 4 ☐ 5

Frage 25: Ich leide häufig unter Halsschmerzen, Nacken- oder Schulterverspannungen. Ich erkranke öfters an Angina oder Mandelentzündungen.

☐ 1 ☐ 2 ☐ 3 ☐ 4 ☐ 5

Frage 26: Manchmal fühle ich mich deprimiert und frage mich, ob und welche Bestimmung ich hier auf dieser Welt überhaupt habe.

☐ 1 ☐ 2 ☐ 3 ☐ 4 ☐ 5

Frage 27: Ich habe nur eine geringe Aufmerksamkeitsspanne, lasse mich häufig ablenken und kann mich schwer konzentrieren.

☐ 1 ☐ 2 ☐ 3 ☐ 4 ☐ 5

Frage 28: Ich habe Schwierigkeiten damit zu glauben, dass ich selbst für die Erschaffung meiner Realität verantwortlich bin.

☐ 1 ☐ 2 ☐ 3 ☐ 4 ☐ 5

Frage 29: Ich ertappe mich immer wieder dabei, bestimmte Situationen zu sehr zu analysieren. Außerdem neige ich dazu, zu viel über alles nachzudenken und zu grübeln.

☐ 1 ☐ 2 ☐ 3 ☐ 4 ☐ 5

Frage 30: Mir fällt sehr schwer, etwas zu visualisieren. Ich habe wenig bis gar keine Vorstellungskraft.

☐ 1 ☐ 2 ☐ 3 ☐ 4 ☐ 5

Frage 31: Es fällt mir sehr schwer, zu innerer Ruhe zu gelangen. Ich habe Schwierigkeiten beim Meditieren.

☐ 1 ☐ 2 ☐ 3 ☐ 4 ☐ 5

Frage 32: Ich fühle mich oft hilflos und verloren und/oder glaube nicht an eine höhere Macht.

☐ 1 ☐ 2 ☐ 3 ☐ 4 ☐ 5

Frage 33: Ich leide schon länger unter Schlafstörungen. Ich fühle mich oft erschöpft, kenne aber den Grund nicht.

☐ 1 ☐ 2 ☐ 3 ☐ 4 ☐ 5

Frage 34: Es gibt Tage, da erscheint mir alles sinnlos. Mir fällt es schwer zu glauben, dass es einen tieferen Sinn hinter allem gibt.

☐ 1 ☐ 2 ☐ 3 ☐ 4 ☐ 5

Frage 35: Ich denke, das Leben ist nur Zufall. An schicksalshafte Fügungen glaube ich nicht.

☐ 1 ☐ 2 ☐ 3 ☐ 4 ☐ 5

Wenn du alle Fragen beantwortet hast, geht es an die Auswertung. Zähle hier deine Punkte zusammen. Unterteilt wird in sieben Kategorien, die alle für ein Chakra stehen. Addiere die Punkte der Fragen 1-5 (Wurzelchakra), 6-10 (Sakralchakra), 11-15 (Solarplexuschakra), 16-20 (Herzchakra), 21-25 (Halschakra), 26-30 (Stirnchakra) und 31-35 (Kronenchakra). Je höher die Summe der Punkte ist, umso wahrscheinlicher ist eine Störung bzw. Blockade im jeweiligen Chakra

Bedenke, dass das Ergebnis nur eine Momentaufnahme ist und dir lediglich ein paar Hinweise darauf gibt, welche Themen du dir ansehen solltest. Vermutlich wird es so sein, dass nicht nur ein Chakra aus der Balance geraten ist. Denn eine Blockade in einem Chakra wirkt sich energetisch auch immer auf die anderen aus. Um ganz in Harmonie zu sein, müssen die Energien in allen Chakren ungehindert fließen können. Deshalb ist auch die 21-Tage-Reise eine wunderbare Möglichkeit, jedes einzelne Chakra zu durchleuchten und zu harmonisieren. Am Ende dieser Reise wird sich einiges verändert haben. Du darfst gespannt sein.

Auswertung des Chakra-Tests

Blockade im Wurzelchakra

Hast du die meisten Punkte bei den Fragen 1-5, scheint dein Wurzelchakra blockiert zu sein. Mit großer Wahrscheinlichkeit fehlt es dir an Erdung und Verwurzelung. Du hast zwar viele Ideen, kannst sie aber nur selten in die Tat umsetzen. Womöglich ist dein Urvertrauen sehr schwach ausgeprägt und daher leidest du öfter unter Existenzängsten, Sorgen und es fehlt dir an finanzieller Sicherheit. Wenn du leicht frierst und oft kalte

Hände und Füße hast, deine Verdauung schlecht funktioniert und/oder du an Darmproblemen leidest, wird eine Blockade im Wurzelchakra vorhanden sein. Auch bei einer Neigung zu Kreuzschmerzen, Ischias-Problemen oder Hexenschuss, gehört das Wurzelchakra gestärkt.

Blockade im Sakralchakra

Wenn du eine hohe Punktzahl bei den Fragen 6-10 hast, schwingt dein Sakralchakra nicht im Einklang. Vermutlich fällt es dir schwer, dein Leben zu genießen. Du neigst dazu, deine Gefühle zu unterdrücken. Die Angst vor Veränderungen lässt dich an der Vergangenheit festhalten. Möglicherweise hast Probleme in deinem Sexualleben und leidest unter Schamgefühlen. Dir fehlt es an Lebensfreude und du hast hin und wieder depressive Verstimmungen. Bei häufigen Blasen- oder Nierenproblemen, sexueller Lustlosigkeit oder Potenzstörungen, sowie Beschwerden im unteren Rücken, solltest du dein Sakralchakra ausgleichen und wieder in Harmonie bringen.

Blockade im Solarplexuschakra

Hast du viele Punkte bei den Fragen 11-15 erreicht, dürfte dein Solarplexuschakra eine Dysbalance aufweisen. Wahrscheinlich fehlt es dir an Selbstbewusstsein und Durchsetzungskraft. Du begibst dich oft in die Opferrolle und fühlst dich im Umgang mit anderen machtlos. Du sagst ständig „Ja“ obwohl du eigentlich „Nein“ sagen möchtest. Du tust immer nur das, was andere von dir erwarten. Du vermeidest es, für dich selbst und deine

Wünsche einzustehen. Es fällt dir schwer, auf dein Bauchgefühl zu hören. Störungen im Solarplexuschakra machen anfällig für Magenprobleme, Sodbrennen und generelle Bauchschmerzen. Auch Essstörungen und/oder Gewichtsprobleme sind ein Anzeichen für eine Dysbalance im 3. Chakra.

Blockade im Herzchakra

Bei einer hohen Punktzahl bei den Fragen 16-20, wird dein Herzchakra blockiert sein. Vermutlich fühlst du dich oft einsam und isoliert. Du hast in deinem Leben schon einige Verletzungen erlebt, dir fällt es aber schwer, loszulassen. Entweder nimmst du die Gefühle von anderen zu stark war, die dich dann selbst überschwemmen. Oder es fällt dir schwer, Mitgefühl für andere zu empfinden. Du neigst dazu, die Bedürfnisse anderer über deine eigenen zu stellen. Dir fällt es schwer, dich selbst zu lieben und so anzunehmen, wie du bist. Du bist oft traurig und melancholisch. Möglicherweise leidest du häufig unter Atembeschwerden, Erkältungen oder Hauterkrankungen. Auch Herz- und Kreislaufprobleme sind bei einem nicht frei fließenden Herzchakra möglich.

Blockade im Halschakra

Hast du bei den Fragen 21-25 die höchste Punktzahl erreicht, liegt eine Dysbalance im Halschakra vor. In diesem Fall fällt es dir schwer, deine Gefühle und Gedanken in Worte zu fassen und dich klar auszudrücken. Du traust deinen eigenen Gefühlen nicht. Schuldgefühle und oftmals unbestimmte Ängste hindern dich daran, deine Bedürfnisse frei auszusprechen. Womöglich leidest du auch unter starken Stimmungsschwankungen und hast wenig Selbstvertrauen. Wahrscheinlich hast du öfters Verspannungen im Nackenbereich oder du leidest immer wieder an Erkrankungen im Halsbereich.

Blockade im Stirnchakra

Die höchste Punktzahl bei den Fragen 26-30 deutet auf eine Blockade im Stirnchakra hin. Du neigst zu Kopflastigkeit anstatt auf deine innere Stimme zu hören. Du hast kaum bis wenig Vorstellungsvermögen. Dein Verstand und Intellekt stehen für dich im Vordergrund. Du kannst dich nur sehr schwer konzentrieren, weil du zu viele Gedanken in deinem Kopf hast. Bei einem gestörten Stirnchakra kann es sein, dass du anfällig für Kopfschmerzen oder Schnupfen bist. Auch Sehstörungen sind keine Seltenheit.

Blockade im Kronenchakra

Hast du bei den Fragen 31-35 eine hohe Anzahl an Punkten erreicht, ist dein Scheitelchakra nicht in Harmonie. Wahrscheinlich fühlst du in deinem Leben einen Mangel, den du jedoch nicht deutlich erfassen oder beschreiben kannst. Es mangelt dir an Lebensfreude und du hast stets ein Gefühl der Leere und Unzufriedenheit. Du bist oft unglücklich, weißt aber nicht, warum das so ist. Es ist auch möglich, dass dein Immunsystem geschwächt ist oder du an chronischen Krankheiten leidest.

***

Nachdem du nun weißt, wo es bei dir hakt, kannst du mit der Chakren-Arbeit beginnen. Es kann durchaus sein, dass mehrere Chakren blockiert sind. Vor allem, wenn du bisher noch keine Chakra-Arbeit gemacht hast. Dies ist aber nicht schlimm, denn wir widmen uns bei der 21-Tage-Reise jedem Chakra sehr intensiv. Auch wenn du bei manchen Chakren keine Blockaden entdeckst, lohnt es sich, jedes einzelne Chakra zu harmonisieren. Denn nur wenn alle sieben Chakren miteinander im Einklang schwingen, kann die Lebensenergie ungehindert fließen und körperliche Beschwerden können verschwinden.

Notizen:

TEIL 2

Die 21-Tage-Chakrenreise – Bringe dein Energiesystem wieder in Balance

Wie du nun bereits weißt, können sich Störungen in unserem Energiesystem sowohl physisch als auch psychisch in unserem Körper zeigen. Unser Energiefluss gerät aus der Balance und dies zeigt sich an verschiedenen körperlichen und seelischen Symptomen. Um diese Balance wieder herzustellen, bieten sich unterschiedliche Techniken an, die du ganz einfach zu Hause anwenden kannst. Die 21-Tage-Chakrenreise soll dir dabei helfen, mögliche Störungen und Blockaden zu beseitigen. Vermutlich wird nicht jedes deiner Chakren eine Blockade/Dysbalance aufweisen. Aber es empfiehlt sich, alle sieben Chakren in diesen 21 Tagen zu bearbeiten, da sie ja alle miteinander verbunden sind. Nur wenn die Energie in jedem Chakra ungehindert fließen kann, bist du wieder vollkommen in Balance.

Die Reise ist so aufgebaut, dass du für jedes Chakra drei Tage Zeit hast. Dabei lernst du verschiedene Methoden zur Harmonisierung deiner Chakren kennen. Die Übungen und Techniken sind sehr einfach und wirkungsvoll. Wichtig ist, dass du dir in diesen drei Wochen regelmäßig die Zeit nimmst, um mit deinem

Energiesystem zu arbeiten. Versuche dich aber nicht unter Druck zu setzen, sondern gehe ganz gelassen und entspannt an die Sache heran. Die unterschiedlichen Methoden ergänzen sich optimal. Es ist jedoch kein Muss, dass du jede Technik anwendest, wenn du nicht magst. Lass dich einfach von deinem Gefühl leiten und wähle intuitiv die Methoden aus, die für dich am Stimmigsten sind. Sind deine Chakren jedoch sehr blockiert, empfiehlt sich eine Kombination aus verschiedenen Methoden, damit du die besten Ergebnisse erzielst.

Übungen mit deinen Chakren tragen zu deiner körperlichen Gesundheit bei. So bewirken sie unter anderem, dass dein Stoffwechsel angeregt und das Immunsystem gestärkt wird. Du wirst gelassener und zu einer inneren Ruhe finden. Auch negative Gedankenmuster werden sich im Laufe dieser 21 Tage lösen. Außerdem empfehle ich dir, dass du während dieser Reise ausreichend (2-3 Liter) trinkst – Wasser, verdünnte Fruchtsäfte oder Tee. Durch die Chakra-Arbeit wird dein Stoffwechsel angeregt und Entgiftungsprozesse werden aktiviert. Viel Flüssigkeit hilft deinem Körper, die entstandenen Schlacken leichter auszuschwemmen.

Bei der 21-Tage-Reise starten wir mit dem ersten Chakra – dem Wurzelchakra – und gehen dann Schritt für Schritt jedes Chakra durch. Du wirst im Verlauf dieser Chakrenarbeit bemerken, dass sich sehr vieles tut. Nicht erst am Ende, sondern bereits während dieser Reise. Das Ziel ist, die energetische Ebene wieder in Ordnung zu bringen. Wie du bereits weißt, hat jede Krankheit eine energetische Ursache. Unser Körper zeigt dies zunächst im seelischen Bereich. Hören wir nicht auf unseren Körper, können diese seelischen Probleme zu körperlichen Krankheiten führen. Die Chakrenlehre geht über die Kenntnis hinaus, dass viele Krankheiten seelisch bedingt sind. Auch seelische Probleme haben stets eine Ursache und diese werden oft dadurch verursacht, dass die Energie nicht frei fließen kann. Um den Ursachen von Erkrankungen auf den Grund gehen zu können, ist es von großer Bedeutung, Kenntnisse über die Zusammenhänge der körperlichen und psychischen Bereiche und ihrer Beeinflussung zu den Chakren zu haben.

Sowohl durch eine Überaktivierung als auch eine verminderte Aktivität eines oder mehrerer Chakren, gerät der Schwingungsrhythmus aus dem Gleichgewicht und zeigt sich durch Blockaden und Störungen. Aus diesem Grund setzen wir uns im Verlauf dieser 21-Tage-Reise mit den seelischen und körperlichen Symptomen auseinander. Die unterschiedlichen Anwendungen der Chakra-Arbeit sind bei jedem einzelnen Kapitel zusammengefasst. All diese Methoden sind sehr hilfreich, um gesundheitliche oder seelische Probleme zu lösen, die mit einem geschwächten oder blockierten Chakra zusammenhängen.

Bevor die Reise beginnt, erhältst du einen Überblick über die verschiedenen Techniken, durch die deine Chakren so effektiv wie möglich harmonisiert werden können. Hierzu gehören die Chakra-Atmung, Aroma-Therapie, Edelstein-Therapie sowie spezielle Affirmationen. Diese Methoden werden durch allgemeine Tipps für den Alltag ergänzt. Am Ende jedes Chakra-Kapitels findest du ein Beispiel für einen Tagesablauf während der 21-Tage-Reise. Das Wichtigste bei der Arbeit mit deinen Chakren ist, dass du Vertrauen in dich selbst hast. Du hast bereits alle Fähigkeiten und Kräfte, die du benötigst, um deine Chakren bestens zu entwickeln, in dir. Mit den speziell für die einzelnen Chakren zusammengestellten Harmonie-Programmen kann jedes Chakra gestärkt werden. Die Methoden in diesem Buch eignen sich besonders gut, denn sie sind einfach durchzuführen und gleichzeitig sehr wirkungsvoll.

Was bewirkt die 21-Tage-Reise?

- Deine Chakren werden gereinigt.
- Der Energiefluss in den Energiebahnen wird sanft angeregt.
- Blockaden in den Chakren werden beseitigt.
- Dein körperliches Wohlbefinden wird erhöht.
- Du wirst entspannter und gelassener werden.

Im Folgenden gebe ich dir einen kurzen Überblick über die einzelnen Techniken, die du während der Chakrenreise anwenden wirst.

1. Chakra-Atmung

Damit die Energie deiner Chakren frei fließen kann, eignen sich Atemübungen ganz hervorragend. Ziel bei dieser Methode ist es, die Chakren in Balance zu bringen. Je nachdem, ob du Frühaufsteher bist oder erst abends so richtig in Schwung kommst, kannst du die Chakra-Atmung an deinen Tagesrhythmus anpassen. Die Übung ist einfach, dauert nicht lange, lässt sich gut in deinen Alltag integrieren und jederzeit und überall durchführen. Grundlage für die Atemübung ist die Bauchatmung. Dieses bewusste Atmen löst Verspannungen, baut Stress ab und unser vegetatives Nervensystem schaltet automatisch in einen Entspannungsmodus. Innerhalb von Minuten senkt sich unser Puls, wir werden ruhiger und fühlen uns gleichzeitig revitalisiert. Bei der Chakra-Atmung verwenden wir also die Bauchatmung und legen unseren Fokus auf das jeweilige Chakra. Durch diese Methode kannst du die Energien auf sanfte Weise in Balance bringen. Ich selbst mache jeden Morgen, kurz nach dem Aufwachen, für zwei Minuten die Chakra-Atmung. Wenn mein Tag sehr stressig war, führe ich die Übung auch vor dem Einschlafen aus. Damit kommt mein Geist zur Ruhe und ich kann entspannen. Aber auch zwischendurch führe ich immer wieder die Bauchatmung – meist in Kombination mit einem meiner Chakren – durch. Ob im Auto, an der Kasse im Supermarkt, beim Spazierengehen oder wenn mich etwas ärgert. Durch meine langjährige Tätigkeit in der Energieheilung weiß ich bereits intuitiv, welches Chakra meiner Aufmerksamkeit bedarf. Auch du wirst mit der Zeit feststellen, dass du ein Gespür dafür bekommst, welches Chakra eine Stärkung benötigt. Das ist alles eine Sache der Übung und wird dir bald in Fleisch und Blut übergehen. Zu Beginn ist die 21-Tage-Reise wunderbar geeignet, sich jeweils drei Tage lang mit einem Chakra zu beschäftigen. Am Ende deiner Reise darfst du dir, wenn du magst, ein wenig mehr Zeit nehmen und alle Chakren hintereinander atmen. In den Kapiteln über die einzelnen Chakren findest du jeweils eine passende Atemübung. Die Grundatmung erkläre ich dir bereits jetzt – du kannst sie sowohl im Sitzen als auch im Liegen ausführen. Das Tolle an dieser Atemtechnik ist, dass sie sofort eine Wirkung zeigt. Die Bauchatmung, die ich verwende, nennt sich auch 4-6-Atemtechnik[9].

Anleitung der Grundatmung (4-6 Atemtechnik)

Wenn du stehst, stell dich, so gut es geht, aufrecht hin. Beim Sitzen versuche ebenfalls eine aufrechte Position einzunehmen und halte Kopf und Wirbelsäule möglichst gerade. Falls du möchtest, kannst du auch deine Hände auf deinen Bauch legen, um die Atembewegung noch besser zu spüren. Wenn es die Situation erlaubt, kannst du deine Augen schließen. Wenn nicht, ist es auch kein Problem. Denn es geht lediglich darum, tief in den Bauch einzuatmen. Also, wenn du eine aufrechte Position eingenommen hast, atme tief über die Nase in den Bauch ein und zähle bis vier; dabei soll sich dein Bauch heben. Halte die Luft eine Sekunde lang an und atme über den Mund wieder aus. Dabei zählst du bis sechs. Wiederhole das Ganze ungefähr 5-7 Mal. Wenn es dir schwer fallen sollte, so lange ein- bzw. auszuatmen, kannst du die Zeit auch reduzieren. Wichtig ist nur, dass das Ausatmen stets etwas länger dauert als das Einatmen. Wenn du in Eile bist, genügt es bereits, wenn du dreimal in diesem Rhythmus ein- und ausatmest. Und wenn du Zeit hast, kannst du sechs- bis sieben Atemzüge machen. Einen Effekt wirst du so oder so sehen, denn diese Atemtechnik lässt dich auf ganz natürliche Weise runterfahren und steigert dein Wohlbefinden.

2. Aroma-Therapie

Bereits seit Tausenden von Jahren werden Düfte zur Heilung eingesetzt. Düfte können unsere Stimmung blitzschnell verändern, da unser Geruchssinn direkter als jeder andere Sinn mit unserem Unterbewusstsein und somit unseren Gefühlen verbunden ist. Der Geruchsnerv steht mit dem limbischen System in Verbindung. Dies ist die Steuerzentrale in unserem Stammhirn und übt einen starken Einfluss auf unsere Gefühle und den Hormonhaushalt aus. Die Aroma-Therapie[10] ist eine sehr sanfte Therapieform, die den Gefühlsbereich harmonisiert und somit Blockaden einfach lösen kann. Unsere Chakren wirken sich stark auf die Hormonausschüttung und unsere Emotionen aus

– umgekehrt ist es genauso, denn unsere Stimmung beeinflusst den Energiefluss in den Chakren. Fühlen wir uns beispielsweise niedergeschlagen, wirkt sich dies negativ auf den Zustand unserer Chakren aus. Die Aroma-Therapie kann unseren Gefühlsbereich harmonisieren und somit indirekt dazu beitragen, eventuelle Blockaden zu lösen. In der Aroma-Therapie nutzt man die Kraft von Heilpflanzen, genauer gesagt die ätherischen Öle davon. Achte beim Kauf darauf, dass du hochwertige, naturreine Öle kaufst.

Anwendung der Aromatherapie

Ätherische Öle sollten niemals unverdünnt eingesetzt und anfangs sehr vorsichtig dosiert werden. Die einfachste Möglichkeit, um Aromaöle anzuwenden, besteht darin, einige Tropfen in einer Duftlampe verdampfen zu lassen. Dadurch wird der gesamte Raum, in dem du dich befindest, harmonisiert. Du kannst aber auch Bäder aromatisieren, indem du das ätherische Öl mit einem sogenannten Trägeröl vermischt. Dazu reichen einige Tropfen eines Pflanzenöls aus. Oder du gönnst dir ein Bad mit Meersalz, in die du das ätherische Öl mischt. Wenn du eine Chakra-Massage mit einem Aromaöl machst, mische das ätherische Öl ebenfalls mit einem Basisöl. Streiche das Öl im Hauptbereich über dem jeweiligen Chakra mit kreisförmigen, ganz sanften Bewegungen so lange ein, bis es gut in die Haut eingezogen ist. Auch das direkte Auftragen auf das entsprechende Chakra ist eine wunderbare Möglichkeit, um den Energiefluss in Balance zu bringen. Um dich auf die Heilarbeit vorzubereiten, kannst du vorab auch jeweils einen Tropfen eines Öls auf die Handgelenke sowie das Scheitelchakra geben.

Die Wirkung der einzelnen Aromaöle und ihre Zugehörigkeit zu den Chakren findest du im Detail im jeweiligen Chakra Kapitel, hier im zweiten Teil des Buches.

3. Edelstein-Therapie

Schon Hildegard von Bingen wusste über die Wirkung von Edelsteinen. Sie erkannte, dass sich die Schwingungen der Heilsteine auf den Menschen übertragen lassen. Die Edelstein-Therapie[11] ist eine sehr subtile Heilmethode. Über feinstoffliche Kräfte, Farben und eigene Schwingungsmuster wirken Heilsteine auf unser Energiesystem und beeinflussen die verschiedenen Chakren-Ebenen. Du kannst jedes Chakra durch Heilsteine aktivieren und stärken.

Anwendung der Heilsteine

Am Einfachsten und Effektivsten ist es, den Stein deiner Wahl direkt auf das Chakra zu legen. Auch als Schmuckstück auf der Haut getragen, unterstützen Edelsteine die Heilungsprozesse und beseitigen vorhandene Blockaden. Du kannst die Steine auch als sogenannte Handschmeichler verwenden. Dabei wird ihre Energie über unsere Hand-Chakren aufgenommen. Sehr beliebt ist auch die Anwendung von Edelsteinwasser. Mithilfe der Heilsteine lässt sich Wasser energetisieren und durch das Trinken werden die Heilkräfte direkt in den ganzen Organismus gebracht und können auch die inneren Organe optimal erreichen. Die Herstellung von Edelsteinwasser ist sehr einfach. Du benötigst lediglich eine Karaffe mit normalem Leitungswasser und legst die Heilsteine vorsichtig hinein. Um die volle Heilkraft zu erhalten, sollte das Wasser mindestens zwölf Stunden ziehen. Mit welchen Edelsteinen du das jeweilige Chakra stärkst, erfährst du ebenfalls wieder in den einzelnen Chakren-Kapiteln.

4. Affirmationen

Affirmationen[12] sind bejahende Glaubenssätze, die die Macht der Worte nutzen, um positive Veränderungen in Körper, Geist und Seele zu bewirken. Diese bewusst eingesetzten Worte programmieren dein Unterbewusstsein positiv. Die mehrmalige Wiederholung dieser Sätze hat einen besonders starken Einfluss auf unser Unterbewusstsein. Die Affirmationen bei der 21-Tage-Reise stärken die seelischen und geistigen Bereiche, die jeweils mit bestimmten Chakren in Verbindung stehen. Somit lässt sich jedes einzelne Chakra durch Affirmationen harmonisieren. Um es einfach zu halten, schlage ich vor, dass du dir für jedes Chakra nur eine Affirmation aussuchst oder selbst kreierst. Am Wirkungsvollsten ist es, wenn du sie kurz vor dem Einschlafen oder morgens nach dem Aufwachen aussprichst. Im Prinzip lassen sich die Affirmationen natürlich zu jeder Tages- und Nachtzeit anwenden. Aber gerade morgens und abends befinden wir uns, kurz vor dem Einschlafen oder nach dem Aufwachen, in einem fast tranceähnlichen Zustand. Dadurch greifen die Affirmationen viel schneller ins Unterbewusstsein. Speziell bei der 21-Tage-Reise empfehle ich meinen Klienten, die gewählte Affirmation auch tagsüber so oft wie möglich zu sprechen. Als kleine Merkhilfe kannst du dir die Affirmation auch auf Post-its notieren und überall da anbringen, wo du dich tagsüber immer wieder aufhältst. Ich selbst klebe mir Haftnotizen mit Glaubenssätzen an den Badezimmerspiegel, an den Kühlschrank und sogar über dem Handwaschbecken in unserer Toilette sind meine Klebezettel angebracht. Eine weitere Möglichkeit ist, wenn du dir die Glaubenssätze als Erinnerung in dein Handy speicherst und es so einstellst, dass du mehrmals täglich erinnert wirst, oder du verwendest einen Spruch als Sperrbildschirm beim Handy oder PC. Deiner Fantasie sind dabei keine Grenzen gesetzt. Einige meiner Klienten verwenden ein Armband zur Erinnerung. Jedes Mal, wenn sie einen Blick auf das Armband werfen, fällt ihnen ihr für das jeweilige Chakra gewählter Glaubenssatz ein und sie wiederholen ihn dann mehrmals hintereinander. Das ist auch eine wunderbare Idee, die ich sehr gerne empfehle.

Anwendung der Affirmationen

Affirmationen sollten immer positiv formuliert werden sowie kurz und prägnant sein. Sie wirken am besten, wenn sie häufig wiederholt werden – meine Empfehlung lautet mindestens 10-15 Mal. Du kannst die Sätze innerlich sprechen, leise Flüstern oder auch laut aussprechen – so wie es für dich am Stimmigsten ist. Außerdem sollten sie langsam gesprochen werden, wodurch dein Unterbewusstsein den Inhalt der Worte besonders leicht aufnehmen kann. Die in den Chakra Kapiteln vorgestellten Affirmationen sind lediglich Vorschläge. Du kannst auch deine ganz eigenen Glaubenssätze kreieren.

Vorbereitung auf die 21-Tage-Reise

Viel Vorbereitung bedarf es eigentlich nicht. Besorge dir am besten vor dem Start die chakraspezifischen, ätherischen Öle für die Aroma-Therapie und Edelsteine für die Edelstein-Therapie. Lass dich bei der Auswahl von deinem Gefühl leiten und gehe direkt in einen Laden. Denn dadurch kannst du die Heilsteine in die Hand nehmen und du merkst schnell, welche Steine die richtigen sind. Auch bei den Aromaölen ist wichtig, sie vorab zu riechen. Denn nicht jeder Duft sagt jedem zu, das ist immer ganz individuell. Für jedes Chakra gibt es mehrere ätherische Öle und Edelsteine, die ich dir im Einzelnen in den jeweiligen Chakren-Kapiteln vorstelle. Es ist jedoch nicht notwendig, dass du dir jeden Heilstein und jedes Aromaöl besorgt; pro Chakra genügt jeweils eines. Du wirst dich intuitiv zu dem für dich richtigen hingezogen fühlen. Vertraue hier deiner Eingebung, du kannst nichts falsch machen. Ein Notizbuch und einen Stift solltest du ebenfalls schon zu Beginn der Reise parat haben, damit du gewisse Übungen direkt machen kannst. Außerdem kannst du dir, wenn du magst, jederzeit etwaige Symptome, Gefühle und Gedanken aufschreiben, die dir auffallen, während du die Übungen machst. Achte vor allem, während dieser 21 Tage, welche Emotionen oder Gedanken hochkommen. Es kommt z. B. oft vor, dass Erinnerungen hochkommen von vergangenen Erlebnissen, an die du ewig nicht gedacht hast, manchmal am selbsten Tag, manchmal erst Tage später. Je achtsamer du bist, desto mehr wird dir auffallen, wieviel auf unbewusster Ebende gelöst wird. An jeder Erinnerung oder auch Gedanken an Personen, die vielleicht längst nicht mehr in deinem Leben sind, z. B. aus Schulzeiten, kannst du erkennen, dass sich etwas löst. Auch körperlich kann hier und da eine Beschwerde auftauchen, achte darauf, damit du beobachten kannst, ob Besserung eintritt. Manchmal ist eine Erstverschlimmerung oder plötzliche Schmerzen z. B. im Knie oder im Rücken auch ein Zeichen, dass hier jetzt Heilung geschieht. Durch das Aufschreiben kannst du die Zusammenhänge oder Muster viel besser erkennen. Zur Vereinfachung ist am Kapitelende bei den jeweiligen Chakren eine leere Seite für deine Notizen. So kannst du deine Erfahrungen auch direkt in dieses Buch schreiben, falls du kein Notizbuch hast. Die nachfolgende Tabelle zeigt dir zusammenfassend, welche Öle und Heilsteine den einzelnen Chakren zugeordnet sind, damit du jeweils eins pro Chakra für deine Chakrenreise auswählen kannst. In den nächsten Kapiteln gehe ich auf die Wirkung all dieser Öle und Heilsteine noch detaillierter ein.

Chakra	Ätherische Öle	Edelsteine
1. Chakra – Wurzelchakra	• Nelke • Rosmarin • Zeder	• Granat • Hämatit • Roter Jaspis
2. Chakra – Sakralchakra	• Blutorange • Jasmin • Sandelholz • Ylang-Ylang	• Feueropal • Karneol • Orangencalcit
3. Chakra – Solarplexus-chakra	• Anis • Lavendel • Zitrone	• Bernstein • Citrin • Gelber Jaspis • Tigerauge
4. Chakra – Herzchakra	• Jasmin • Melisse • Neroli • Rose	• Rosenquarz • Aventurin • Grüner Turmalin • Jade • Malachit • Smaragd

Chakra	Ätherische Öle	Edelsteine
5. Chakra – Halschakra	• Eukalyptus • Fenchel • Kamille • Pfefferminze	• Aquamarin • Blauer Topas • Chalcedon • Lapislazuli • Türkis
6. Chakra – Stirnchakra	• Myrrhe • Sandelholz • Veilchen • Zitronengras	• Blauer Turmalin • Lapislazuli • Saphir • Sodalith
7. Chakra – Kronenchakra	• Neroli • Rosenholz • Weihrauch	• Amethyst • Bergkristall • Diamant • Phenakit

Damit dein Körper Zeit hat, alles zu verarbeiten, versuche in diesen 21 Tagen möglichst viel zu trinken und ausreichend zu schlafen. Es kann durchaus sein, dass dir die Arbeit mit deinen Chakren zu viel wird. Ist dies der Fall, dann pausiere bitte unbedingt deine Reise. Für den Erfolg ist es nicht erforderlich, die 21-Tage-Reise am Stück zu machen. Mute dir nicht zuviel zu und überfordere deinen Körper und Geist nicht. Höre auf deine innere Stimme und mach die Reise in dem Tempo, wie es für dich gut ist. Energiearbeit wird oft unterschätzt, doch kann es durchaus sein, dass die Wirkung zeitversetzt kommt. Das heißt, dass du nach ein paar Tagen feststellst, dass dich die Heilarbeit völlig überfordert. Das ist auch nicht schlimm, sondern bedeutet, dass sich etwas tut. Also vertraue deiner Intuition und mach immer nur so viel, wie es sich für dich gut anfühlt. Auch wenn du das Gefühl hast, nach den drei Tagen ist das jeweilige Chakra noch nicht ganz in Balance, dann mache die Übungen einfach solange weiter, bis es für dich in Ordnung ist. Als kleine Hilfe habe ich am Ende der jeweiligen Kapitel ein Beispiel für einen Tagesablauf für dich aufgeschrieben, wie du deine Chakren ganz gezielt in Harmonie bringen kannst. Viele meiner Klienten nutzen diesen Ablauf sehr gerne, vor allem jene, die noch keinerlei Erfahrungen in der Energiearbeit haben.

Das Wichtigste für die nächsten drei Wochen ist, etwas Zeit einzuplanen. Denn nur so kann eine optimale Wirkung erzielt werden. Nimm dir wirklich jeden Tag bewusst etwas Zeit und arbeite mit dem jeweiligen Chakra. Wieviel Zeit du aufwenden möchtest, ist dir überlassen. Manche meiner Klienten arbeiten bewusst eine Stunde am Tag mit dem jeweiligen Chakra, andere wiederum 15 Minuten. Das hängt auch davon ab, welche Methoden du wählst. Egal, wieviel Zeit du investieren kannst, du wirst merken, wie sich die Energiearbeit positiv auf Körper, Geist und Seele auswirken wird. Es kann mitunter auch sein, dass du einen Widerstand spürst, an einem Chakra zu arbeiten, vielleicht hast du keine Lust oder dein Verstand kommt mit anderen Ausreden um die Ecke. Auch hier, beobachte aufmerksam, ob der Widerstand dazu da ist, dass du eine Pause einlegst, weil dein System Zeit braucht, um alles zu verarbeiten oder ob dein Unterbewusstsein deine Entwicklung sabotieren möchte. Dein innerer Saboteur mag nämlich keine Veränderungen – wenn deine Intuition dir sagt, dass hier dein innerer Saboteur am Werk ist, versuch dich zu überwinden die Chakraübungen zu machen und du wirst schnell merken, wie gut es dir tut.

Wenn du dich nun bereit fühlst, starte mit deiner Reise beim untersten deiner Chakren. Das Wurzelchakra ist sozusagen das Fundament. Es bildet die Basis und den Ausgangspunkt, denn durch das erste Chakra nehmen wir die Lebensenergie von der Erde auf. Die Ausgeglichenheit des ersten Chakras bildet somit die Grundlage, die darüberliegenden Chakren zu öffnen und mit Energie zu versorgen. Unsere Chakren sind wie kleine, trichterförmige Wirbel. Sie sind alle miteinander verbunden und die Lebensenergie fließt von unten nach oben. Deshalb beginnst du auch beim Wurzelchakra. Würdest du beim Kronenchakra beginnen und das Wurzelchakra ist blockiert, hätte dies keine Wirkung.

Das Wurzelchakra harmonisieren (Tag 1–3)

Am Ende der Wirbelsäule, im Bereich des Beckenbodens auf Höhe des Steißbeins, liegt unser Wurzelchakra. Es ist das unterste Chakra und somit die Basis für alle anderen. Farblich wird es einem kräftigen Rot zugeordnet. Auf körperlicher Ebene versorgt es den Beckenboden, unsere Organe im Unterkörper, das Knochengerüst sowie unsere Zähne und Nägel. Auch auf die Blutbildung, die Verdauung sowie die Drüsenfunktion der Nebennieren hat das Wurzelchakra Einfluss. Die Nebennieren produzieren die Hormone Adrenalin und Noradrenalin, deren Aufgabe es unter anderem ist, über die Steuerung der Blutverteilung unseren Blutkreislauf dem jeweiligen Bedarf anzupassen. Außerdem haben die Nebennieren Einfluss auf das Temperaturgleichgewicht im Körper.

Energetisch sind wir durch das 1. Chakra mit der Erde verwurzelt und es verbindet uns mit der physischen Welt. Es ermöglicht uns Energie von der Erde aufzunehmen. So gesehen ist das Wurzelchakra die Quelle der Lebensenergie. Die zentralen Themen sind hier das Urvertrauen, Energie, Lebensfreude, Willensstärke, Tatkraft sowie auch ein gesundes Selbstbild. Für ein erfolgreiches Leben müssen wir gut verwurzelt sein. Kann die Energie in diesem Chakra ungehindert strömen, stehen wir mit beiden Beinen auf dem Boden und wir lassen uns nicht so leicht aus der Fassung bringen. Wenn wir jedoch den sprichwörtlichen „Boden unter den Füßen“ verloren haben, unsicher sind, wir unter Existenzängsten und Antriebslosigkeit leiden, liegt wahrscheinlich eine Störung in diesem Chakra vor.

Körperlich gesehen zeigt sich eine Dysbalance in Darmproblemen und Verdauungsbeschwerden, Kreuzschmerzen, Problemen mit dem Ischias, Schmerzen in Füßen und Beinen, Blutdruckschwankungen oder Blutarmut, Depressionen sowie stressbedingten Erkrankungen. Auch Ängste, ein mangelndes Selbstbewusstsein und Selbstvertrauen sind auf eine Blockade im Wurzelchakra zurückzuführen. Bei einer Störung des Basischakras fällt es uns schwer, Vertrauen aufzubauen – sei es zu sich selbst, zu anderen oder generell zum Leben. Es fehlt uns an Urvertrauen und das kommt auf allen Ebenen zum Ausdruck. Dadurch kann die Entwicklung unseres Wurzelchakras gestört sein.

Erwecke die Kraft deines Wurzelchakras und sag „Ja" zum Leben

Du kannst dein Basischakra wunderbar im Alltag aktivieren. Bewege dich regelmäßig, am besten in der frischen Luft. Werde körperlich aktiv und suche dir eine Sportart, die dir Spaß macht. Im Sommer kannst du barfuß laufen und dich so mit der Erde verbinden. Nimm, wann immer es dir möglich ist, bewusst Kontakt zur Erde auf. Massiere dir täglich deine Füße und knete deine Fußsohlen solange, bis sie warm werden. Dabei aktivierst du gleichzeitig auch die Fußchakren und Reflexzonen. Auch das Tragen von roter Kleidung ist eine gute Alltags-Methode, um das Wurzelchakra zu energetisieren. Die Atemübung ist ebenfalls sehr leicht in den Tagesablauf zu integrieren. Natürlich gibt es auch spezifische Methoden, um das Chakra in Balance zu bringen.

Idealerweise wendest du jeden Tag eine andere Therapieform an, um das Wurzelchakra optimal zu harmonisieren. Ich empfehle meinen Klienten bei der 21-Tage-Reise, alle Übungen zu kombinieren.

Wurzelchakra-Atmung

Um die Heilungsprozesse im Körper zu unterstützen und das Wurzelchakra zu harmonisieren, eignet sich eine Atemtechnik, die dein Wurzelchakra stärkt und harmonisiert. Um erfolgreich in den Tag zu starten, kannst du bereits am Morgen zwei Minuten lang diese Übung durchführen. Aber auch wenn dein Tag nicht ganz rund verläuft und du schlechte Laune hast, empfehle ich dir, zwischendurch zwei Minuten die Wurzelchakra-Atmung zu machen. Diese Übung erdet dich wieder und du wirst schnell feststellen, dass sich deine Laune bessert. Sie wirkt auch bei Stress wahre Wunder, da dein Körper ruhiger wird und sich entspannt. Diese Atemtechnik lässt sich eigentlich überall machen – im Auto an der roten Ampel, im Park oder sogar im Büro. Wie du schon weißt, ist die Basis der Chakra-Atmung die Bauchatmung (4-6-Atemtechnik von Seite 55) und wenden uns dabei jedem Chakra ganz individuell.

Anleitung: Setze dich bequem hin und schließe deine Augen. Lege deine Hände auf dein Wurzelchakra und lenke deine Aufmerksamkeit bewusst auf dein 1. Chakra. Atme langsam vier Sekunden über die Nase ein und stell dir vor, wie die Luft bis zu deinem Wurzelchakra und von da zu deinen Händen gelangt. Halte kurz inne und konzentriere dich darauf, wie schön rot das Wurzelchakra leuchtet. Danach atmest du langsam für sechs Sekunden aus und stellst dir vor, wie die Atemluft wieder nach oben und durch deinen Mund aus deinem Körper gelangt. Bei jedem Einatmen konzentrierst du dich darauf, ins Wurzelchakra zu atmen und bei jeder Ausatmung fühlst du, wie dein Atem wieder aus deinem Körper strömt. Du wirst sehen, wie sich dein Körper innerhalb dieser zwei Minuten entspannt.

Wurzelchakra Aroma-Therapie

Bei der Aroma-Therapie verwendet man ätherische Öle, die aus Pflanzen gewonnen werden. Sie dienen zur Steigerung des Wohlbefindens sowie zur Linderung von Beschwerden. Es gibt viele ätherische Öle, die unsere Chakren anregen. Du kannst das Öl entweder als Zusatz in eine Duftlampe geben oder du kombinierst das ätherische Öl mit einem Massageöl und massierst deinen unteren Rücken oder deine Füße solange, bis das Öl gut in die Haut eingezogen ist. Auch ein Bad mit einem ätherischen Öl ist äußerst entspannend. Passende Öle für das Wurzelchakra sind Nelken-, Rosmarin- und Zedernöl. Welches Aromaöl du verwendest, bleibt ganz dir überlassen, der Duft ist reine Geschmacksache. Die drei vorgestellten Öle wirken alle auf das Wurzelchakra und es ist nicht notwendig, alle zu kaufen.

Nelke: Das ätherische Öl der Gewürznelke hilft bei der Auflösung von gestauten Energien, fördert die Konzentration und stärkt die Psyche. Außerdem wirkt es entzündungshemmend, schmerzstillend und desinfizierend.

Rosmarin: Rosmarin wird in der Pflanzenheilkunde traditionell gegen psychische Beschwerden angewendet. Rosmarinöl stärkt die Lebensfreude, bringt Energie und verleiht uns Selbstbewusstsein. In der Aroma-Therapie wendet man dieses ätherische Öl auch gegen Müdigkeit und Depressionen an.

Zeder: Das aus dem Holz der Zeder gewonnene Öl wirkt sich ebenfalls auf unsere Psyche aus. Es fördert nicht nur unsere Konzentration und Aufnahmefähigkeit, sondern wirkt beruhigend bei Angst und Nervosität. Außerdem stärkt es unsere Abwehrkräfte und fördert die Durchblutung.

Wurzelchakra Edelstein-Therapie

Zur Beseitigung von Blockaden im Wurzelchakra kannst du rote Edelsteine, wie Granat, Hämatit und roten Jaspis, unterschiedlich anwenden. Am einfachsten ist es, wenn du den Stein direkt für 10-15 Minuten auf den unteren Rückenbereich auflegst, deine Augen schließt und deinen Fokus auf das Wurzelchakra legst. Du kannst auf dem Rücken liegen und den Stein im Schambeinbereich auflegen, oder auf dem Bauch, wo du ihn im Bereich des Steißbeins auflegst. Eine andere Möglichkeit wäre, den Stein mehrmals täglich für einige Minuten in der Hand zu halten. Zusätzlich kannst du auch Wasser mit Edelsteinen energetisieren, indem du die Heilsteine deiner Wahl in eine Karaffe mit Wasser gibst.

Granat: Der Granat fördert die Blutbildung, stabilisiert den Blutdruck, ist entzündungshemmend, wirkt stärkend auf den Knochenbau und verhilft zu mehr Selbstvertrauen.

Hämatit: Dem Hämatit wird nachgesagt, dass er eine positive Wirkung auf unseren Schlaf hat, die Vitalität sowie die Neubildung roter Blutkörperchen fördert.

Roter Jaspis: Dieser Edelstein stärkt nicht nur das Herz-Kreislauf-System und stimuliert den Energiefluss, er verleiht uns Tatkraft und stärkt unseren Willen.

Wurzelchakra Affirmationen

Eine sehr effektive Methode, um das eigene Mindset erfolgreich zu verändern – vorausgesetzt Affirmationen werden regelmäßig, am besten kurz nach dem Aufwachen und vor dem Einschlafen, angewendet. Immer wenn du daran denkst, sprich die Affirmation aus – auch tagsüber. Denn je öfter du sie verwendest, umso leichter prägen sie sich ins Unterbewusstsein ein. Du kannst die Sätze entweder laut aussprechen oder nur innerlich. Wichtig ist, dass du sie mehrmals hintereinander, langsam wiederholst. Am Anfang kommt dir das vermutlich komisch vor, vor allem wenn du dich noch nie mit dem Thema beschäftigt hast. Aber je länger und öfter du sie aussprichst, umso leichter fällt es dir. Ich empfehle dir, eine Affirmation aus der folgenden Liste auszuwählen und diese in den ersten drei Tagen deiner Reise zu nutzen. Du kannst eine Affirmationen 1:1 übernehmen oder du stellst dir selbst einen, für dich passenden, Glaubenssatz zusammen.

- „Ich stehe mit beiden Beinen fest im Leben."
- „Ich vertraue der Kraft des Lebens."
- „Ich fühle mich in meinem Körper wohl und bin gesund."
- „Ich fühle mich sicher und geborgen."
- „Ich bin geerdet und fühle mich mit der Erde verbunden."
- „Ich lasse meine Vergangenheit los."
- „Ich öffne mich für neue Ideen."

Beispiel eines Tagesablaufs (Tag 1–3)

Nachdem du morgens aufgewacht bist, startest du mit der Chakra-Atmung. Wenn du möchtest, vermischt du einige Tropfen des ätherischen Öls deiner Wahl mit einem Körperöl und massierst mit dieser Ölmischung den Bereich des Wurzelchakras ein. Harmonisiere das Chakra, indem du rote Kleidung trägst. Keine Sorge, du musst dich nicht von Kopf bis Fuß in Rot kleiden. Es genügt auch schon ein rotes Accessoire. Um von der positiven Wirkung eines Aromaöls den ganzen Tag über zu profitieren, kannst du dir jeweils einen Tropfen auf deine Handgelenke träufeln. Oder du verwendest ein Taschentuch, das du bei dir trägst und immer wieder mal daran riechst. Deine gewählte Affirmation kannst du dir tagsüber öfters ins Gedächtnis rufen und entweder laut vorsagen oder auch nur in Gedanken. Abends kannst du die Chakra-Übungen ganz bewusst machen. Wenn du Zeit hast, nimm ein wohltuendes Bad oder mach dir ein Fußbad mit dem Aromaöl. Oder du legst dich auf dein Sofa, machst es dir gemütlich, legst dir einen passenden Heilstein direkt auf das Wurzelchakra und machst die passende Atemübung für einige Minuten. Der Stein wird im Bereich des Schambeins aufgelegt, wodurch er seine Schwingungen direkt auf das Wurzelchakra übertragen kann.

Dieser Tagesablauf soll lediglich ein Beispiel sein, wie du gezielt dein Chakra energetisieren kannst. Auch hier ist wieder deine Intuition gefragt – mach die Übungen, die dir gefallen und die du am einfachsten in deinen Alltag integrieren kannst. Du musst deinen Tag nicht so gestalten, wenn du keine Lust oder Zeit hast. Mach immer nur soviel, wie es sich für dich gut anfühlt. Wenn du irgendwelche Veränderungen an dir bemerkst – körperlich wie psychisch – kannst du deine Erfahrungen auf der folgenden Seite notieren.

Notizen:

Das Sakralchakra harmonisieren (Tag 4–6)

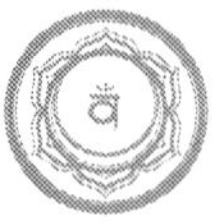

Das Sakralchakra ist ungefähr eine handbreit unter dem Nabel, auf Höhe der Hüftknochen und wird der Farbe Orange zugeordnet. Auf körperlicher Ebene steuert es die Hüften, Lendenwirbelsäule und alle Körperflüssigkeiten. Zudem wirkt es sich auf die Funktion der Keimdrüsen, Nieren, Blase und Geschlechtsorgane aus. Daher wird das 2. Chakra auch als Sexualchakra bezeichnet. Hormonell gesehen hängt dieses Chakra, durch seine Wirkung auf die Keimdrüsen (Eierstöcke, Prostata und Hoden), mit der Produktion der Keimzellen und der Geschlechtshormone zusammen. Das heißt, die Fruchtbarkeit, Zeugungskraft und Potenz werden von ihm beeinflusst.

Das Sakralchakra ist der Ursprung unserer Kreativität, das Zentrum unserer ungefilterten Emotionen, unserer Schaffenskraft sowie der sexuellen Energien. Es bestimmt unser Gefühlsleben und unsere Sinnlichkeit. Ist dieses Chakra in Balance, verspüren wir Vitalität und Lebensfreude und genießen unser Leben in allen Facetten. Unser Fortpflanzungstrieb ist ebenfalls mit der Schaffenskraft verbunden, denn da wir ja damit etwas Neues schaffen. Insofern äußern sich Blockaden im Sakralchakra oft durch Erkrankungen der Geschlechtsorgane, ebenso wie Störungen in unserem sinnlichen Empfinden. Aber auch Probleme mit den Nieren, wiederkehrenden Harnwegsinfektionen, Blasenschwäche, Probleme mit der Prostata, Menstruationsbeschwerden, Rückenschmerzen im Lendenwirbelbereich und Hüftschmerzen können Anzeichen für eine Dysbalance in diesem Chakra sein. Seelisch macht sich ein Ungleichgewicht im Sakralchakra unter anderem durch starke Stimmungsschwankungen, fehlende Lust oder auch Süchte bemerkbar.

Finde zurück zu deiner Freude und Lebenslust - unabhängig von den Umständen

Wenn du die Welt mit all deinen Sinnen erfasst und auch deinen Körper so annimmst wie er ist, bist du in der Lage dein Leben zu genießen. Um das Sakralchakra wieder in Harmonie zu bringen, gibt es viele Möglichkeiten, die du ganz leicht in deinen Alltag integrieren kannst. In diesen drei Tagen, die du ganz deinem 2. Chakra widmest und es stärkst, wird dir auffallen, dass sich deine Lebenslust, Sinnlichkeit und Kreativität erhöhen werden. Da dieses Chakra die Körperflüssigkeiten steuert, kannst du es stärken, indem du ausreichend trinkst. 2-3 Liter Flüssigkeit, in Form von Wasser, ungezuckerten Tees oder Fruchtsäften, wäre ideal. Nimm generell Kontakt zum Element Wasser auf. Geh schwimmen, gönne dir aromatische Vollbäder oder geh an einem See spazieren. Bringe die Farbe des Sakralchakras in dein Leben. Trage orangefarbene Kleidung, kauf dir Blumen in kräftigem Orange oder dekoriere deine Wohnung mit orangen Akzenten. Beim Sakralchakra kannst du auch wieder die Tagesroutine wählen, die ich meinen Klienten empfehle und schon beim Wurzelchakra vorgestellt habe – nur eben mit den jeweiligen Ölen, Heilsteinen, Affirmationen und Atemübungen speziell für das 2. Chakra.

Die Sakralchakra-Atmung

Die Chakra-Atmung eignet sich auch bei einem blockierten Sakralchakra wunderbar, um deine Gefühlswelt wieder in Einklang zu bringen. Beginne den Tag, indem du zwei Minuten lang in das Sakralchakra atmest. Es fördert deine Sinnlichkeit, schenkt dir Leidenschaft und Lebenslust. Auch tagsüber kannst du die Atemübung machen, speziell wenn du dich kraftlos fühlst oder du von deinen Gefühlen übermannt wirst. Bei Stimmungsschwankungen kann sich eine Sakralchakra-Atmung äußerst positiv auf Körper und Geist auswirken. Wie schon erwähnt, wenden wir auch beim Sakralchakra die Bauchatmung (4-6-Atemtechnik) als Basis an und widmen uns dabei diesem Chakra. Wenn du Zeit hast, mache die Übung gerne zwei Minuten oder länger.

Anleitung: Setze dich bequem hin und schließe deine Augen. Lege deine Hände auf dein Sakralchakra und lenke deine Aufmerksamkeit bewusst auf dieses Chakra. Atme langsam vier Sekunden ein und stell dir vor, wie dein Atem bis zu deinem Sakralchakra und von da zu deinen Händen gelangt. Konzentriere dich auf das orange Leuchten des Sakralchakras und atme sechs Sekunden lang langsam aus. Stell dir vor, wie die Atemluft wieder nach oben und durch deinen Mund aus deinem Körper gelangt. So kann sich dein Körper innerhalb dieser zwei Minuten entspannen und deine Emotionen geraten wieder ins richtige Gleichgewicht.

Sakralchakra Aroma-Therapie

Zur Stärkung des 2. Chakras kannst du auch mit ätherischen Ölen arbeiten. Du kannst dir ein Körperöl, beispielsweise Mandelöl, mit ätherischen Ölen mischen und nach dem Duschen den Bereich des unteren Rückens und unterhalb deines Bauchnabels einreiben. Oder du tropfst das Öl in eine Aromalampe und kannst damit deinen Wohnbereich harmonisieren. Optimale ätherische Öle für das Sakralchakra sind Blutorange, Jasmin, Sandelholz oder Ylang-Ylang.

Blutorange: Dieses ätherische Öl besitzt harmonisierende, ausgleichende, entspannende und antidepressive Eigenschaften. Es wirkt auch aphrodisierend, spannungslösend und baut Stress ab. Vor allem bei Stimmungsschwankungen und Gereiztheit besänftigt Blutorangenöl das Gemüt und innere Spannungen können sich lösen.

Jasmin: Dieses Öl, gewonnen aus Jasminblüten, hat eine sehr betörende Wirkung und wird deshalb auch mit Weiblichkeit und Sinnlichkeit in Verbindung gebracht. Der sinnliche Duft wirkt ermutigend, wärmend und stärkt Geist und Seele. Es reguliert die Produktion der Hormone Östrogen und Progesteron und hilft unter anderem bei Menstruationsschmerzen, PMS und Libidoverlust. Auf der psychischen Ebene leistet es bei emotionalem Stress und nervlichen Belastungen gute Dienste.

Sandelholz: Der Duft dieses ätherischen Öls wird sehr gerne zur Linderung von Anspannung und Stress eingesetzt. Es hat eine angstmindernde, besänftigende, beruhigende, aber auch eine aphrodisierende Wirkung und hilft so bei stressbedingter, mangelnder Libido. Auch Sandelholzöl wirkt krampflösend und wird daher gerne bei Menstruationsbeschwerden sowie während der Wechseljahre eingesetzt.

Ylang-Ylang: Das aus den Blüten des Ylang-Ylang-Baumes gewonnene ätherische Öl hat einen ganz besonders betörenden Duft, der äußerst entspannend und ausgleichend wirkt. Ylang-Ylang kann Stress und Anspannungen vermindern und wirkt sich positiv auf unser Wohlbefinden aus. Diesem Duft wird auch eine aphrodisierende Wirkung nachgesagt und ist äußerst beliebt in Liebes-Ölen. Bei Menstruationsbeschwerden kann eine Massage des Unterbauches mit einem Massageöl, dem einige Tropfen Ylang-Ylang beigemischt sind, sehr schmerzlindernd wirken.

Sakralchakra Edelstein-Therapie

Mit orangefarbenen Heilsteinen wie Feueropal, Karneol und Orangencalcit kannst du dein 2. Chakra ansprechen. Aber auch dem Mondstein wird eine besondere Wirkung auf das Sakralchakra nachgesagt. Die Anwendungsmöglichkeiten sind auch hier wieder vielfältig. Ob als Schmuckstein getragen, direkt auf das Chakra aufgelegt oder als Edelsteinwasser – entscheide ganz intuitiv, welche Methode sich für dich gut anfühlt. Heilsteine wirken besonders gut, wenn sie direkt auf das entsprechende Chakra aufgelegt werden. Beim Sakralchakra ist dies zwischen Schambein und Bauchnabel. Liegst du lieber auf dem Bauch, platziere deinen ausgewählten Stein im Bereich der Lendenwirbelsäule. Auch hier bietet sich wieder eine Kombination mit der Atemübung für das Sakralchakra oder einem Aromaöl deiner Wahl.

Feueropal: Dieser Heilstein wird auch als „Stein der sinnlichen Lust“ bezeichnet. Denn er steigert sowohl die Libido als auch die

Potenz – er entfacht sozusagen die Leidenschaft. Generell soll der Feueropal dabei helfen, die Gefühle intensiver wahrzunehmen und für Offenheit, Kreativität und Lebensfreude sorgen. Die Heilwirkung auf körperlicher Ebene sind die Stärkung der Nierenfunktion, Stabilisierung des Kreislaufs und Linderung bei Unterleibsbeschwerden. Zudem bringt der Feueropal die Durchblutung in Schwung.

Karneol: Der Karneol regt die Durchblutung an, stärkt den Kreislauf und wird bei Problemen im Unterleib verwendet. Auf seelischer Ebene verhilft der Heilstein zu guter Laune, Vitalität, gleicht psychische Dysbalancen aus und stärkt das Selbstbewusstsein. Ebenso wirkt er sich positiv auf unsere Emotionen und unser Liebesleben aus.

Mondstein: Dem Mondstein werden positive Wirkungen auf Körper, Geist und Seele nachgesagt. Als „Stein der Frauen" soll er einen besonderen Einfluss auf die weiblichen Geschlechtsorgane haben. Er trägt dazu bei, den Hormonhaushalt zu regulieren und dies soll sich positiv auf die Fruchtbarkeit auswirken. Zudem soll er Menstruations- sowie Wechseljahresbeschwerden lindern. Der Mondstein fördert die Intuition, hilft bei Stimmungsschwankungen und stärkt das Selbstvertrauen.

Sakralchakra Affirmationen

Unsere Realität formt sich nach unseren Überzeugungen – deshalb ist es von enormer Bedeutung, was wir denken. Ist unser Sakralchakra nicht in Balance, wirkt sich dies auf unsere Emotionen und Lebensfreude aus. Bei einer Blockade des 2. Chakras können wir oft unser Leben nicht richtig genießen, uns fällt es schwer, kreativ zu sein oder wir leiden unter sexuellen Problemen. Es fehlt uns an Sinnlichkeit und erkennen die Schönheit des Lebens nicht. Auch unsere eigene Schönheit nehmen wir nicht wahr. Indem du regelmäßig die Affirmationen wiederholst, kannst du große Veränderungen in deinem Leben erreichen. Denn Glaubenssätze bestimmen dein Leben und die Welt, in der du lebst. Wenn dein Sakralchakra gestärkt ist, wirst du bald feststellen, wie du an Sinnlichkeit, Lebenslust und Kreativität gewinnst sowie seelisch viel ausgeglichener wirst.

- „Ich genieße mein Leben und erkenne meine eigene Schönheit."
- „Ich erlaube es mir, meine Emotionen zuzulassen."
- „Ich lasse meiner Kreativität freien Lauf."
- „Ich nehme meine Sinnlichkeit liebevoll an und genieße meine Sexualität."
- „Ich habe Spaß am Leben und genieße es mit allen Sinnen."
- „Ich fühle mich in meinem Körper wohl."
- „Ich drücke meine Gefühle auf eine positive Art und Weise aus."
- „Ich bin freundlich und mitfühlend."

Beispiel eines Tagesablaufs (Tag 4–6)

Beim Sakralchakra kannst du deinen Tag folgendermaßen gestalten, wenn du magst: Nachdem du morgens aufgewacht bist, startest du mit der spezifischen Atemübung. Wenn du möchtest, vermischt du einige Tropfen des ätherischen Öls deiner Wahl mit einem Körperöl und massierst mit dieser Ölmischung den

Bereich des Sakralchakras ein. Wenn du orangefarbene Kleidung trägst, kannst du das Chakra ebenfalls harmonisieren. Auch hier genügt ein oranges Accessoire. Um von der positiven Wirkung eines Aromaöls den ganzen Tag über zu profitieren, kannst du dir jeweils einen Tropfen auf deine Handgelenke träufeln. Oder du verwendest ein Taschentuch, das du bei dir trägst und immer wieder mal daran riechst. Wenn du möchtest, kannst du auch bewusst Lebensmittel wählen, die orange sind. Deine gewählte Affirmation kannst du dir tagsüber öfters ins Gedächtnis rufen und entweder laut vorsagen oder auch nur in Gedanken. Abends kannst du die Chakra-Übungen ganz bewusst machen. Wenn du Zeit hast, nimm ein wohltuendes Bad oder mach dir ein Fußbad. Oder du legst dich aufs Sofa, machst es dir gemütlich und legst dir einen passenden Heilstein direkt auf das Sakralchakra und machst die passende Chakra-Atmung für einige Minuten. Der Stein wird zwischen dem Schambein und Bauchnabel aufgelegt, wodurch er seine Schwingungen direkt auf das Sakralchakra übertragen kann. Nutze auch hier deine Intuition und mache die Übungen, die dir gefallen und die sich am einfachsten in deinen Alltag integrieren lassen. Mache auch beim 2. Chakra immer nur soviel, wie es sich für dich gut anfühlt. Etwaige Veränderungen oder Beschwerden kannst du auf der folgenden Seite notieren.

Notizen:

Das Solarplexuschakra harmonisieren (Tag 7–9)

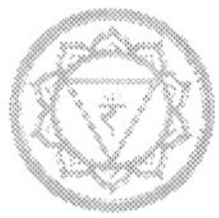

Das Solarplexuschakra, auch Nabelchakra genannt, befindet sich eine handbreit oberhalb des Bauchnabels im Bereich des Solarplexus. Es steht in Resonanz mit einem kräftigen Gelb, woher sich auch der Name Sonnengeflecht herleiten lässt. Das 3. Chakra gilt als Zentrum unserer Lebenskraft und ist besonders wichtig für unser Wohlbefinden. Ein starkes Solarplexuschakra ist die beste Voraussetzung für die Entwicklung einer starken Persönlichkeit. In diesem Chakra wird viel Lebensenergie gespeichert, dadurch ist es für unseren gesamten Organismus von Bedeutung. Sein körperlicher Einflussbereich sind die Bauchorgane, wie Magen, Dünndarm, Leber, Milz und Gallenblase. Es beeinflusst auch unseren Verdauungsprozess sowie unser vegetatives Nervensystem. Auf hormoneller Ebene steht das 3. Chakra mit der Bauchspeicheldrüse in Verbindung.

Es verbindet uns auch mit der Welt unserer Gefühle und hilft uns, unserer Intuition zu vertrauen. Es sorgt für ein gesundes Selbstwertgefühl, Durchsetzungskraft und Willensstärke. Hier entspringt unsere Fähigkeit dauerhafte, emotionale Bindungen einzugehen. Wenn dieses Chakra ausgeglichen ist, sind wir empathisch, gehen offen auf andere zu und besitzen ein hohes Maß an Verantwortungsgefühl. Besteht eine Disharmonie im Nabelchakra, sind wir mit unserem Leben unzufrieden, weil wir mit unseren Gefühlen nicht umgehen können und neigen daher oft zu Zorn und Wutanfällen. Wir fühlen uns antriebs-

und hilflos, sind mit allem überfordert und können unseren eigenen Wert nicht erkennen. Bei einer Blockade neigen wir auch zu Abhängigkeiten. Es kann auch zu übertriebenem Ehrgeiz und Machtgier kommen. Auch Schlafstörungen und ein allgemein schwaches Nervenkostüm können auf ein geschwächtes Solarplexuschakra hindeuten. Körperlich gesehen sind Gewichtsprobleme, Beschwerden in den Verdauungsorganen sowie Störungen in Milz (geschwächte Immunabwehr) und Bauchspeicheldrüse (Diabetes) häufig ein Hinweis, dass dieses Chakra in Dysbalance ist. Dass dein Solarplexuschakra unausgeglichen ist, merkst du auch, wenn es dir schwer fällt, deine Gefühle ausdrücken zu können. Du bist ständig unzufrieden und fühlst dich permanent ruhelos und getrieben. Dir fehlt es an Durchsetzungskraft und fühlst dich missverstanden. Du übernimmst gerne die Opferrolle leidest unter Minderwertigkeitsgefühlen.

Erst wenn die unteren 3 Chakren voll aktiv und ausgeglichen sind, kann ausreichend Energie in die oberen 4 Chakren gelangen. Sobald du eine starke Basis schaffst, ermöglichst du automatisch weitere Veränderungen in weiteren Lebensbereichen.

Bring dein Licht zum Leuchten und höre auf dein Bauchgefühl

Das Solarplexuschakra ist für unsere geistige Entwicklung von großer Bedeutung. Es geht hier insbesondere um unsere Gedanken und Glaubenssätze, unseren Selbstwert sowie um unsere Willenskraft. Kann die Energie frei fließen, fällt es dir leicht, deine Ziele zu erreichen. Du bist selbstbewusst und voller Tatendrang. Um dein Solarplexuschakra im Alltag zu harmonisieren, eignet sich alles, was Gelb ist. Bring gelbe Farben in dein

Leben. Besorge dir gelbe Blumen, stell eine Schale mit Zitronen auf oder kaufe dir ein gelbes Kleidungsstück. Gelbe Nahrungsmittel können ebenfalls dabei helfen, das Chakra in Balance zu bringen. Öffne dich für die Kraft der Sonne und lade dich bei kurzen Sonnenbäder mit Energie auf. Achte auch im Winter darauf, dass du nicht frierst und halte dich warm. Auch Feuer wirkt ausgleichend – zünde dir immer wieder mal Kerzen an oder setze dich vor ein Kaminfeuer. Wenn du Musik magst, höre dir gefühlsbetonte Musik an oder geh in die Oper. Ebenso wie bei den anderen Chakren, gibt es auch speziell für das Nabelchakra ätherische Öle, Heilsteine, Affirmationen und Chakra-Atmung, die es wieder ins Gleichgewicht bringen.

Die Solarplexuschakra-Atmung

Die Chakra-Atmung eignet sich auch beim Solarplexuschakra wunderbar, um Dysbalancen auszugleichen. Starte deinen Tag, indem du zwei Minuten lang bewusst in das Solarplexuschakra atmest. Dadurch steigert sich dein Selbstwertgefühl und es fällt dir leichter, auf andere zuzugehen. Auch das Setzen von Grenzen und das Akzeptieren der Grenzen von anderen fällt bei einem harmonischen 3. Chakra leichter. Wie auch bei den anderen Chakren kannst du diese Atemübung jederzeit durchführen. Wenn du einen Tag hast, an dem dich ruhelos und getrieben fühlst und generell unzufrieden bist, kann eine Solarplexuschakra-Atmung dabei helfen, wieder in den Flow zu kommen. Auch bei Schlafstörungen oder Albträumen solltest du dein 3. Chakra regelmäßig harmonisieren. Auch bei der Chakra-Atmung für das Solarplexuschakra bildet die Bauchatmung (4-6-Atemtechnik) die Basis an.

Anleitung: Setze dich bequem hin und schließe deine Augen. Lege deine Hände auf dein Solarplexuschakra und lenke die Aufmerksamkeit ganz bewusst auf dieses Chakra. Atme für vier Sekunden langsam ein und stell dir vor, wie dein Atem bis zum Solarplexuschakra gelangt und von da weiter zu deinen Händen. Konzentriere dich auf das wunderschöne gelbe Leuchten des Solarplexuschakras und atme langsam für sechs Sekunden aus. Dabei stellst du dir vor, wie dein Atem wieder nach oben, durch deinen Mund, aus deinem Körper gelangt. So kannst du dich innerhalb dieser zwei Minuten (oder solange du möchtest) entspannen und dich wunderbar mit der Welt deiner Gefühle verbinden.

Solarplexuschakra Aroma-Therapie

Ätherische Öle aus Anis, Lavendel und Zitrone eignen sich hervorragend, um das Solarplexuschakra auf ganz sanfte Art zu beleben und deine innere Mitte zu stärken. Harmonisiere deinen Wohnbereich, indem du ein Öl deiner Wahl in einer Duftlampe verdampfen lässt. Ein Vollbad mit ätherischem Öl gleicht den Energiefluss ebenfalls aus. Du kannst dein bevorzugtes Aromaöl bei der körperlichen Anwendung auch ganz sanft im Bereich des Solarplexus einmassieren.

Anis: Anisöl wirkt angstlösend und befreit das Solarplexuschakra von Blockaden. Zudem mindert es Stress und wirkt wunderbar entspannend. Es hat eine verdauungsfördernde Wirkung und ist eine sanfte Hilfe bei Blähungen. Auch im Magen- und Darmbereich hat das Aromaöl eine wohltuende, krampflösende Wirkung.

Lavendel: Auf das 3. Chakra hat Lavendelöl eine beruhigende und entspannende Wirkung. Es hilft bei der Verarbeitung und Auflösung gestauter Emotionen. Das Aromaöl wirkt Stress entgegen und depressive Verstimmungen können positiv beeinflusst werden. Bei Magen- und Darmbeschwerden ist es besonders wirkungsvoll, wenn es als Massageöl angewendet wird.

Zitrone: Das Zitronenöl hat eine krampflösende Wirkung und hilft ebenfalls bei Beschwerden im Magen- und Darmbereich. Das belebende, energetisierende Aromaöl fördert das Gefühl der Leichtigkeit und Freude. Es beruhigt die Nerven und lindert Ängste sowie Stress.

Solarplexuschakra Edelstein-Therapie

Belebe dein Trinkwasser mithilfe von Edelsteinen oder entspanne dich, indem du den für dich passenden Edelstein für einige Zeit auf den Solarplexus – eine Handbreit über dem Bauchnabel – legst und dir vorstellst, wie der Stein seine Schwingungen überträgt. Für das Nabelchakra eignen sich besonders Steine in Gelbtönen, wie etwa Bernstein, Citrin, gelber Jaspis oder Tigerauge. Diese Edelsteine sind die wirkungsvollsten Heilsteine, um die Energien des Solarplexuschakras zu harmonisieren.

Bernstein: Dieser Heilstein lindert Schmerzen bei Darm- und Nervenentzündungen, ebenso hilft er bei allgemeinen Bauchschmerzen. Er regt den Stoffwechsel an und wirkt auch fiebersenkend. Der Bernstein fördert die Lebensfreude, bestärkt uns in unserer Entscheidungsfähigkeit und wirkt gegen depressive Verstimmungen.

Citrin: Besonders bei Problemen mit der Bauchspeicheldrüse, empfiehlt sich der Citrin. Denn er hilft die Insulinproduktion zu steuern und wirkt sich somit positiv auf die Bauchspeicheldrüse aus. Außerdem regt dieser Heilstein den Stoffwechsel sowie die Verdauung an und stärkt unser Abwehrsystem. Auch der Citrin vermag depressive Stimmungen zu lindern und stärkt das Selbstbewusstsein.

Gelber Jaspis: Dieser Heilstein wirkt entgiftend und stärkt unser Abwehrsystem. Er hilft bei Erkrankungen von Galle, Leber und Nieren. Bei Begleiterscheinungen in den Wechseljahren ist der gelbe Jaspis ebenfalls eine gute Wahl. Zudem stärkt er unser Selbstwertgefühl und verhilft zu mehr Durchhaltevermögen. Er wirkt Stress entgegen und sorgt für Entspannung.

Tigerauge: Das Tigerauge hilft bei hormonellen Störungen und wirkt schmerzlindernd bei Rücken- und Gelenkschmerzen. Der Heilstein soll, durch mehr Ausgeglichenheit, vor Stress schützen. Er schenkt uns Mut, lindert depressive Verstimmungen und stärkt unsere Intuition. Zudem fördert das Tigerauge unser Selbstbewusstsein, die innere Stärke sowie unsere Willenskraft.

Solarplexuschakra Affirmationen

Diese Affirmationen sind speziell für dein Solarplexuschakra geeignet. Auf ganz subtile Weise wirst du mit der Zeit feststellen, wie sich deine Einstellung und deine Glaubenssätze ändern werden. Wichtig ist nur das regelmäßige Sprechen der Affirmationen. Ist dieses Chakra blockiert oder in Dysbalance, fällt es uns oft schwer, unsere Gefühle frei auszudrücken. Wir können auch schlecht mit Kritik umgehen und fühlen uns missverstanden und minderwertig. Wenn du regelmäßig Affirmationen wiederholst, die speziell für das Solarplexuschakra sind, kannst du sehr bald Veränderungen in deinem Leben feststellen. Ist dein Solarplexuschakra gestärkt, wirst du merken, wie sich deine Durchsetzungskraft erhöhen und deine Persönlichkeit gestärkt wird. Du wirst lernen, deinen spontanen Eingebungen zu vertrauen und auf dein Bauchgefühl zu hören. Wähle auch in diesen drei Tagen, die für dich stimmigste Affirmation oder kreiere deinen ganz persönlichen Glaubenssatz.

- „Ich vertraue voll und ganz auf mein Bauchgefühl."
- „Ich lasse meinen Gefühlen freien Lauf."
- „Ich strahle Ruhe und inneren Frieden aus."
- „Ich gehe liebevoll und freundlich auf andere zu."
- „Ich bin stark und mutig."
- „Ich liebe mich und kenne meinen Wert."
- „Ich liebe und akzeptiere mich so, wie ich bin."
- „Ich bin in meiner Mitte und im Einklang mit meinen Mitmenschen."

Beispiel eines Tagesablaufs (Tag 7–9)

Beim Solarplexuschakra empfehle ich meinen Klienten, ihren Tagesablauf in dieser Weise zu gestalten: Starte deinen Tag mit der Chakra-Atmung. Wenn du magst, kannst du einige Tropfen des ätherischen Öls deiner Wahl mit einem Körperöl mischen und den Bereich des Solarplexuschakras einreiben. Harmonisiere das Chakra, indem du etwas Gelbes trägst. Du musst dich nicht von Kopf bis Fuß in Gelb hüllen, wenn du beispielsweise einen gelben Schal oder gelbe Socken hast, passt das auch. Um von der positiven Wirkung eines Aromaöls den ganzen Tag über zu profitieren, kannst du dir einen Tropfen auf deine Handgelenke träufeln. Auch einige Tropfen auf ein Taschentuch geträufelt, das du bei dir trägst und an dem du zwischendurch riechst, ist eine wunderbare Möglichkeit, um das Chakra zu stärken. Deine gewählte Affirmation kannst du dir tagsüber öfters ins Gedächtnis rufen und entweder laut vorsagen oder auch nur in Gedanken. Abends kannst du die Chakra-Übungen ganz bewusst machen. Nimm ein wohltuendes Bad oder mach dir ein Fußbad. Du kannst dich auch aufs Sofa oder ins Bett legen, den passenden Heilstein direkt auf das Solarplexuschakra legen und passende Chakra-Atmung für einige Minuten durchführen. Den Stein legst du ca. eine handbreit oberhalb des Bauchnabels auf, dadurch kann er seine positiven Schwingungen direkt auf das Solarplexuschakra übertragen. Auch dieser Tagesablauf dient nur als Anregung, wie du dein Chakra energetisieren kannst. Höre auf deine Intuition und mache die Übungen, die dir gefallen und die du am einfachsten in deinen Alltag integrieren kannst. Du musst den Tag nicht so gestalten, wenn du keine Lust oder Zeit hast. Mach immer nur soviel, wie es sich für dich gut anfühlt. Wenn du irgendwelche Veränderungen an dir bemerkst – körperlich wie psychisch – kannst du deine Erfahrungen auf der folgenden Seite notieren.

Notizen:

Das Herzchakra harmonisieren (Tag 10–12)

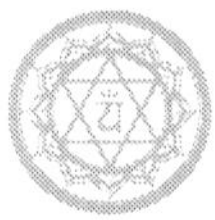

Das 4. Chakra ist unser Herzchakra und befindet sich auf Höhe der Herzens, in der Brustmitte, wird der Farbe Grün zugeordnet und liegt im Zentrum des Chakra-Systems. Das Herzchakra wird mit der Kraft der Liebe in Verbindung gebracht. Seine zentralen Themen sind daher auch Liebe, Geborgenheit, Herzensgüte, Mitgefühl, Menschlichkeit, Offenheit, Toleranz und Zuneigung. Das Herz symbolisiert seit jeher die Liebe. Haben wir ein starkes Herzchakra, sind wir in der Lage, Beziehungen zu führen, die von Offenheit und Toleranz geprägt sind. Die Energie dieses Chakra wirkt sich auf unseren ganzen Brustkorb, sowie auf Herz, Lunge und den Kreislauf aus. Die Drüsenfunktion der Thymusdrüse hängt ebenfalls mit der Aktivität des Herzchakras zusammen. Außerdem liegen unsere Haut sowie Hände, Arme, Schultern und die komplette obere Rückenpartie im Einflussbereich dieses Chakras. Ist unser Herzchakra gut entwickelt, verfügen wir über ein gesundes Herz, eine gute Durchblutung und eine kräftige Lunge.

Wenn das Herzchakra in Balance ist, können wir wahrhaftig und bedingungslos lieben – das Leben, unsere Mitmenschen und vor allem uns selbst. Ein geöffnetes Herzchakra macht uns gesellig, empathisch und wir sind in der Lage, uns in andere hineinversetzen zu können. Ist dieses Chakra blockiert, fällt es uns schwer, uns auf andere Menschen einzulassen. Es kann zu Problemen im zwischenmenschlichen Bereich führen – mit unserem Partner, der Familie oder unseren Freunden. Wir können keine Liebe annehmen, weil wir denken, dass wir sie nicht verdienen. Bei einem blockierten Chakra sind wir kaum in der Lage uns selbst, ebenso wie andere, wahrhaftig zu lieben. Wir werden verbittert und sind einsam. Es kann sich auch ein Suchtverhalten entwickeln, das sich in übermäßigem Alkohol- oder Drogenkonsum zeigt. Der Grund ist das Gefühl von innerer Leere, die in irgendeiner Art und Weise gefüllt werden muss. Auf körperlicher Ebene kann eine Störung im Herzchakra zu einer Anfälligkeit für Erkrankungen des Immunsystems führen. Herzkrankheiten, Herzrhythmusstörungen, Störungen des Blutdrucks (hoch oder niedrig), Lungenerkrankungen, Allergien, Infekte, Schulterschmerzen oder Rückenschmerzen im Bereich der Brustwirbelsäule weisen auf energetische Störungen des Herzchakras hin. Aber auch hinter vielen Hauterkrankungen oder -problemen verbirgt sich eine Blockade.

Entdecke die Quelle der unerschöpflichen Liebe in dir

Das Herzchakra ist der Sitz der allumfassenden Liebe und Ausdruck von bedingungsloser Liebe, Harmonie und Hingabe. Ist dieses Chakra harmonisch und stark, sind wir in der Lage, Liebe zu geben und Liebe zu empfangen. Du kannst das Herzchakra auf viele Arten harmonisieren. Im Alltag geht das ganz leicht, indem du liebevoll mit dir selbst umgehst. Erfülle dir deine Wünsche, soweit es dir möglich ist. Mach Dinge, die du gerne magst, – sei es ein Besuch im Kino, ein Treffen mit Freunden oder mach Sport. Geh auf andere zu und baue eventuelle Berührungsängste ab, indem du auch einmal jemanden liebevoll in den Arm nimmst. Auch grüne Pflanzen oder grüne Kleidung können auf sanfte

Weise dein Herzchakra stärken. Und natürlich gibt es auch für das 4. Chakra Atemübungen, ätherische Öle, Edelsteine und Affirmationen, die es wieder in Balance bringen.

Herzchakra-Atmung

Mit der Chakra-Atmung kannst du auf sanfte Weise dein Herzchakra in Harmonie bringen und dich damit für die Liebe öffnen. Die Liebe zu dir selbst, das Leben und zu anderen. Starte in den Tag, indem du zwei Minuten lang bewusst in das Herzchakra atmest. Spüre, wie sich dein Herz bei jedem Atemzug weiter öffnet und du in deine Mitte findest. Speziell wenn du Probleme mit deinem Herz-Kreislauf-System hast, sorgt die Herzchakra-Atmung, dass dein Kreislauf gestärkt wird, der Puls gleichmäßig schlägt und dein Körper gut durchblutet wird. Durch die Atemübung stabilisiert sich schon morgens dein kompletter Kreislauf. Ich selbst mache speziell die Herzchakra-Atmung jeden Morgen, weil ich zu hohem Blutdruck und einen schnellen Puls neige. Die Übung eignet sich auch perfekt, um sie tagsüber regelmäßig durchzuführen. Beispielsweise wenn du dich mit Bekannten oder Freunden triffst und du dich danach erschöpft fühlst, wirkt die Atemtechnik wahre Wunder. Oder wenn es dir schwerfällt, dich auf andere Menschen einzulassen oder sonstige zwischenmenschliche Probleme hast, empfehle ich dir, die Herzchakra-Atmung generell in deinen Alltag zu integrieren. Auch beim Herzchakra nutzen wir die Bauchatmung (4-6-Atemtechnik) wieder als Basis-Atmung. Und wie bei den anderen Chakren gilt, höre auf dein Bauchgefühl und mach so viele Atemzüge, wie es sich für dich gut anfühlt.

Anleitung: Auch hier setzt du dich bequem hin und schließt die Augen. Deine Hände legst du auf dein Herzchakra in der Mitte der Brust. Atme langsam vier Sekunden ein und stell dir vor, wie dein Atem bis zu deinem Herzchakra und von da aus weiter zu deinen Händen gelangt. Konzentriere dich auf das grüne Leuchten des Herzchakras. Atme jetzt für sechs Sekunden aus und stell dir vor, wie die Atemluft wieder nach oben und durch deinen Mund aus deinem Körper gelangt. Bei jedem Atemzug stellst du dir vor, wie sich das Herzchakra immer weiter ausbreitet. Während dieser Atemübung entspannt sich dein Körper komplett und er kommt in ein natürliches Gleichgewicht. Wenn du Zeit hast, mache auch diese Übung für rund zwei Minuten oder länger.

Herzchakra Aroma-Therapie

Es gibt einige ätherische Öle, die das Herzchakra besonders gut anregen. Vor allem die Öle von Jasmin, Melisse, Neroli und Rose. Bei der Auswahl des richtigen Öls solltest du wieder auf deine Intuition vertrauen. Mische das Öl mit einem Massageöl und massiere deinen Brustbereich so lange, bis das Öl in die Haut eingezogen ist. Oder du benutzt eine Duftlampe und träufelst über den Tag verteilt immer wieder einige Tropfen deines Favoriten hinein. Auch einige Tropfen auf ein Taschentuch geträufelt, sind eine wunderbare Möglichkeit, um den Duft den ganzen Tag zu riechen. Ein Rosenbad kann das Herzchakra schnell harmonisieren. Dazu mische einfach das Rosenöl mit einem Basisöl und gib diese Mischung, kurz bevor du dich in die Wanne legst, hinzu.

Jasmin: Der Duft von Jasminöl öffnet das Herz und löst Blockaden. Der blumige Duft wirkt beruhigend und verbessert unsere Stimmung. Außerdem fördert dieses ätherische Öl unsere Leidenschaft und erhöht die Liebesfähigkeit. Es steigert auch die Selbstliebe.

Melisse: Dieses ätherische Öl ist für seine beruhigende Wirkung bekannt, wodurch es oft bei psychovegetativen Herzbeschwerden verwendet wird. Es hat auch eine antivirale Wirkung und hilft bei Hauterkrankungen. Deshalb bewährt sich Melissenöl auch bei Herpes.

Neroli: Neroliöl hat ebenfalls eine beruhigende Wirkung auf unser Nervensystem, reduziert Stress und Ängste und wirkt aphrodisierend. Es hilft bei Entzündungen, Schmerzen, Herzbeschwerden und hohem Blutdruck. Außerdem wird dieses ätherische Öl bei Problemen mit der Haut verwendet und unterstützt die Regeneration der Haut.

Rose: Der wunderbare Duft der Rose hat eine äußerst beruhigende und stimmungsaufhellende Wirkung. Aufgrund der entzündungshemmenden und antibakteriellen Wirkung verwendet man Rosenöl bei Bronchitis, Fieber, Herpes und Hautunreinheiten. Außerdem sorgt dieses Öl für einen gleichmäßigen Rhythmus und hilft somit bei Herzrasen.

Herzchakra Edelstein-Therapie

Obwohl das Herzchakra mit der Farbe Grün in Resonanz geht, ist ein typischer Heilstein für dieses Chakra der Rosenquarz. Aber auch Aventurin, grüner Turmalin, Jade, Malachit und Smaragd haben eine stärkende Wirkung auf das 4. Chakra. Du kannst jeden dieser Heilsteine für die Herstellung von Edelsteinwasser verwenden. Auch im Raum aufgestellt, am Körper getragen oder direkt für einige Minuten auf die Brustmitte gelegt, sprechen sie dein Herzchakra an.

Rosenquarz: Der Rosenquarz gilt als Stein der Liebe und Heilstein für das Herz. Er hat eine besonders besänftigende Wirkung auf unser Gefühlsleben und öffnet unser Herz. Er stärkt das Einfühlungsvermögen und macht uns aufgeschlossen und empathisch. Die Bindung in Beziehungen kann durch diesen Edelstein gestärkt werden. Bei Liebeskummer hilft er loszulassen und ermutigt uns, nach vorne zu sehen. Der Rosenquarz ist aber nicht nur bei psychischen Erkrankungen einsetzbar, sondern auch bei körperlichen Leiden. So wirkt sich dieser Heilstein positiv auf unser Nervensystem sowie das Herz- und Blutkreislaufsystem aus. Zudem wirkt er heilend bei Hauterkrankungen und schmerzstillend bei Entzündungen im Brustbereich.

Aventurin: Dieser Heilstein entspannt den ganzen Körper. Er löst innere Spannungen, hilft bei Angstzuständen und beruhigt die Nerven. Er fördert deine individuelle Selbstentfaltung, schenkt dir inneres Gleichgewicht und verleiht Mut sowie Optimismus. Der Aventurin wirkt ausgleichend auf unser Nervensystem, stärkt das Herz und lindert Beschwerden, die durch Aufregung und Stress entstanden sind. Außerdem hilft der Heilstein bei verschiedenen Hauterkrankungen, wie etwa Ausschläge, Akne, Ekzeme oder Neurodermitis.

Grüner Turmalin: Der grüne Turmalin sorgt auf psychischer Ebene für Ausgeglichenheit und Lebensfreude. Er wirkt angstlösend, nervenberuhigend und vertreibt negative Gedanken. Zudem fördert er die Selbstverwirklichung und Kreativität. Auch seine Wirkung auf den Körper ist beachtlich. Der grüne Turmalin kräftigt das Herz, die Blutgefäße sowie das Immunsystem und fördert den Sauerstoffaustausch in der Lunge. Außerdem wirkt dieser Heilstein entgiftend, entzündungshemmend und blutreinigend.

Jade: Auch diesem grünen Edelstein werden viele Heilwirkungen nachgesagt. Bei Bluthochdruck wirkt er blutdrucksenkend, er regt die Nierentätigkeit an und ist entgiftend. Er stärkt das Immunsystem, wirkt sich günstig auf das Herz-Kreislauf-System aus und beruhigt unser Nervensystem. Auf seelischer Ebene fördert der Jade Stein die innere Ausgeglichenheit, steigert das Selbstvertrauen und stärkt unsere Beziehungen.

Malachit: Der Malachit wirkt sehr harmonisierend auf unsere Psyche. Er steigert unsere Lebensfreude, fördert die Konzentration, Kreativität und Vorstellungskraft. Dieser Heilstein wirkt entgiftend, entkrampfend und entsäuernd. Er regt die Leber- und Gallentätigkeit an, lindert Übelkeit und Erbrechen und hat eine schmerzstillende Wirkung. Außerdem unterstützt er unser Herz-Kreislauf- sowie das Nervensystem.

Smaragd: Dieser Edelstein fördert die Harmonie, Empathie und unsere Liebesfähigkeit. Er stärkt unsere Ausdruckskraft und schenkt uns neue Energie. Er hilft bei innerer Unruhe und Nervosität. Auch der Smaragd hat eine entgiftende sowie entsäuernde Wirkung. Er wirkt entzündungshemmend, fiebersenkend und reguliert den Blutdruck. Der Heilstein stärkt das Immunsystem und ist unterstützend bei Problemen mit Leber, Nieren und Lunge.

Herzchakra Affirmationen

Auch für das Herzchakra gibt es Affirmationen, die dabei helfen, Blockaden zu lösen und das Chakra zu harmonisieren.

- „Ich bin offen für gesunde und förderliche Beziehungen."
- „Ich liebe und akzeptiere mich so, wie ich bin."
- „Ich öffne mein Herz, um Liebe zu schenken und Liebe zu empfangen."
- „Ich bin dankbar für die Liebe, die mich umgibt."
- „Ich liebe mich selbst und andere bedingungslos."
- „Ich entscheide mich bewusst für Harmonie und Freude."
- „Ich bin es wert, geliebt zu werden."
- „Ich erlaube es mir, mich voll und ganz auf andere einzulassen."

Beispiel eines Tagesablaufs (Tag 10–12)

Für ein harmonisches Herzchakra empfehle ich meinen Klienten, ihren Tagesablauf bei der 21-Tage-Reise folgendermaßen zu gestalten: Nachdem du morgens aufgewacht bist, startest du mit der Herzchakra-Atmung. Gerne kannst du einige Tropfen eines ätherischen Öls deiner Wahl mit einem Körperöl mischen und den Bereich des Herzchakras massieren. Harmonisiere dein Herzchakra auch, indem du grüne oder rosafarbene Kleidung trägst, oder ein Accessoire in einer dieser Farben wählst. Um von der positiven Wirkung eines Aromaöls den ganzen Tag über zu profitieren, kannst du dir jeweils einen Tropfen auf die Handgelenke träufeln. Deine gewählte Affirmation kannst du dir während des Tages öfters ins Gedächtnis rufen und entweder laut vorsagen oder auch nur in Gedanken. Wenn es die Zeit abends erlaubt, gönne dir ein wohltuendes Fußbad oder entspanne in der Badewanne. Du kannst dir auch im Bett oder auf dem Sofa gemütlich machen, den passenden Heilstein direkt auf die Mitte der Brust legen und die Chakra-Atmung für einige Minuten durchführen. Während dieser Übung kann der Heilstein seine positive Wirkung auf das Herzchakra wunderbar entfalten. Auch dieser Tagesablauf soll, wie bei jedem anderen Chakra, lediglich ein Beispiel sein, wie du dein Chakra bewusst energetisieren kannst. Höre auch hier wieder auf deine innere Stimme und mache Übungen, die dir gefallen und die du am einfachsten in deinen Alltag integrieren kannst. Wenn du irgendwelche Veränderungen an dir bemerkst – körperlich wie psychisch – kannst du deine Erfahrungen auf der folgenden Seite notieren.

Notizen:

Das Halschakra harmonisieren (Tag 13–15)

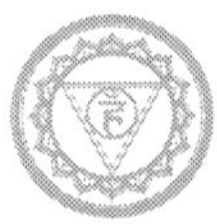

Das Halschakra befindet sich auf Höhe des Kehlkopfes und wird daher auch Kehlkopfchakra genannt. Es wird der Farbe Hellblau zugeordnet. Hier befindet sich das Zentrum der Gestaltungskraft, Kommunikation und Inspiration. Es ist der Sitz unserer Ausdrucksfähigkeit und ermöglicht uns, unsere Gedanken und Gefühle zu äußern. Ein gestärktes Halschakra ermöglicht Herz und Verstand harmonisch zusammenwirken zu können. Wenn unser Halschakra ausgeglichen ist, fällt es uns leicht, mit anderen Menschen zu kommunizieren. Wir können uns klar und bestimmt ausdrücken. Auf hormoneller Ebene steht das Kehlkopfchakra mit der Schilddrüse und der Nebenschilddrüse in Zusammenhang. Die Schilddrüse reguliert nicht nur unseren Energiehaushalt und Stoffwechsel, sie beeinflusst auch das Nervensystem. Funktionsstörungen der Schilddrüse können zu Antriebsschwäche aber auch zu Nervosität führen. Eine harmonische Funktion der Schilddrüse hat für das energetische Gleichgewicht unseres Körpers große Bedeutung. Die Nebenschilddrüse wiederum reguliert den Kalziumhaushalt und spielt eine wichtige Rolle für Knochen und Zähne. Die Energie des Chakras beeinflusst Hals, Kehlkopf, Kiefer, Luft- und Speiseröhre. Auch die Atmung und der Klang unserer Stimme hängt mit diesem Chakra zusammen. Generell können Sprachstörungen, Probleme mit Zähnen, Kiefer und Zahnfleisch, aber auch Hals- und Rachenschmerzen mit einem schwachen Kehlkopfchakra einhergehen.

Das Kehlkopfchakra ist die Verbindung zwischen dem Herzchakra und dem Stirnchakra und stellt das Gleichgewicht zwischen Fühlen und Denken her. Ist es in Balance und frei von Blockaden, können das Herz und der Verstand harmonisch zusammenwirken. Wir wollen und können uns gut ausdrücken. Ist das Halschakra jedoch blockiert, neigen wir zu Schüchternheit. Wir fühlen uns in Gegenwart anderer gehemmt und unsicher. Fällt es uns schwer, die Wahrheit zu sagen und greifen lieber zu Notlügen, kann dies ebenfalls auf eine Störung des Chakras hindeuten. Auch eine Angst vor Konfrontation oder Zurückweisung sind Zeichen von einer Dysbalance des 5. Chakras. Ist das Chakra schwach entwickelt, ist unsere innere Kommunikation – die Kommunikation mit unserem Unterbewusstsein – gestört. Das kann zu Verwirrung führen, da die Gefühle und Bedürfnisse nur schwer wahrnehmbar sind und wir dadurch nicht so leicht entscheiden können, was wir wollen. Vielleicht leidest du auch oft unter Aphten, das sind äußerst schmerzhafte Bläschen in der Mundhöhle, dann könnte dies ein Hinweis sein, dass du Schwierigkeiten damit hast, dich auszudrücken. Bei einer Fehlfunktion der Schilddrüse, wiederkehrenden Halsschmerzen oder Mandelentzündungen, Nacken- oder Schulterschmerzen und Problemen mit Zahnfleisch, Zähnen und Kiefer empfiehlt sich eine Harmonisierung des Halschakras.

Drücke dein wahres Selbst aus und sei authentisch

Das Halschakra ist für die Kommunikation und Sprache verantwortlich. Der bewusste Umgang mit Worten, der Selbstausdruck und der Klang unserer Stimme gehören zu den Aufgaben des 5. Chakras. Es lässt sich auch im Alltag ganz leicht aktivieren und anregen. Beschäftige dich mit dem Thema Kommunikation – fang an, ein Tagebuch zu führen und schreibe alles auf, was du erlebst. Singe, wann immer es dir möglich ist. Egal ob du gut singen kannst oder nicht. Es geht darum, deine Stimme zu entwickeln und ihr Kraft zu verleihen. Trage hellblaue Kleidung, dekoriere deinen Wohnraum blau oder kaufe dir ein blaue Halskette. Verbringe so viel Zeit wie möglich am Wasser oder sieh öfter in den Himmel. Und auch beim Halschakra gibt es die Chakra-Atmung sowie Edelsteine, Affirmationen und ätherische Öle, die eventuelle Blockaden lösen.

Halschakra-Atmung

Mit der Chakra-Atmung kannst du dein Halschakra auf ganz sanfte Weise stärken, damit du deine Gedanken und Gefühle frei ausdrücken kannst. Du kannst offen, aufrichtig und ohne Angst auf andere zugehen. Wenn du Zeit hast, starte deinen Tag mit einer Halschakra-Atmung. Speziell wenn du zu Schüchternheit neigst, ist diese Atemübung eine wunderbare Methode, um gelassener und selbstbestimmt zu werden. Du kannst die Halschakra-Atmung auch tagsüber jederzeit machen. Vor allem wenn merkst, dass du in Gesprächen nicht die richtigen Worte finden kannst, deinem Gegenüber deine Gedanken und Gefühle mitzuteilen. Oder wenn du den sprichwörtlichen „Kloß im Hals" hast, versuche die Halschakra-Atmung. Durch die sanfte Harmonisierung des Chakras, können sich Probleme dieser Art ganz einfach lindern und lösen. Die Chakra-Atmung hat auch eine positive Wirkung, wenn dein Nacken verspannt ist oder du Halsschmerzen hast. Auch beim Halschakra nutzen wir die Bauchatmung (4-6-Atemtechnik) als Basis, lenken unsere Aufmerksamkeit aber ganz besonders auf den Bereich des Kehlkopfs. Wenn es deine Zeit erlaubt, kannst du die Atemübung zwei Minuten oder länger machen.

Anleitung: Setze dich bequem hin, schließe deine Augen und lege die Hände auf das Halschakra. Atme langsam vier Sekunden ein und stell dir vor, wie dein Atem zum Halschakra und von da zu deinen Händen gelangt. Richte deine Aufmerksamkeit auf das wunderschöne blaue Leuchten des Halschakras und atme langsam sechs Sekunden lang aus. Dabei stellst du dir vor, wie die Atemluft zurück nach oben und durch deinen Mund aus dem Körper gelangt. Mit jedem Atemzug entspannt sich dein Körper immer mehr. Du wirst merken, wie du dich Stück für Stück freier und selbstbestimmt fühlst.

Halschakra Aroma-Therapie

Die besten Aromaöle zur Unterstützung des Halschakras sowie zur Förderung von Klarheit sind Eukalyptus, Fenchel, Kamille und Pfefferminze. Die Öle eignen sich bestens zur Verwendung in einer Duftlampe oder, in Kombination mit einem Massageöl, für eine Chakra-Massage. Eukalyptus und Pfefferminze sind sehr intensiv und sollten vorsichtig dosiert werden (nicht für Aromabäder geeignet). Du kannst auch einen Tropfen des Öls auf die Handgelenke oder Schläfen geben. Nur achte darauf, dass das ätherische Öl nicht zu nah an die Augen kommt.

Eukalyptus: Da dies ein sehr intensives, ätherisches Öl ist, sollte es sehr sparsam verwendet werden. Es wirkt unter anderem durchblutungsfördernd, krampflösend, schmerzlindernd und fiebersenkend. Eukalyptusöl ist nicht nur in der Erkältungszeit ein beliebtes Hausmittel, sondern ist auch bestens dafür geeignet, das Halschakra zu harmonisieren. Seine antibakterielle, antivirale, antimykotische und keimtötende Wirkung unterstützt unser Immunsystem. Auch bei Halsschmerzen oder Nackenverspannungen lindert es die Schmerzen, wenn du zwei bis drei Tropfen des Aromaöls direkt auf die schmerzende Stelle aufträgst.

Fenchel: Fenchel gehört zu den wichtigsten Heilpflanzen. Es ist entzündungshemmend sowie schleimlösend und wird deshalb gerne bei Husten und Halsschmerzen verwendet. Bei Atemwegserkrankungen sind Inhalationen mit Fenchelöl eine gute Möglichkeit, festsitzenden Schleim zu lösen. Neben der Wirkung auf den Körper, soll Fenchelöl auch einen positiven Einfluss auf unsere Psyche haben, indem es beruhigend und ausgleichend wirkt und unsere Stimmung aufhellt.

Kamille: Zu den Allroundern der ätherischen Öle zählt das Kamillenöl. Es wirkt entzündungshemmend, krampflösend, antibakteriell und hilft bei der Heilung von Wunden. Kamille wirkt auch angstlösend, ist beruhigend und entspannend. Bei nervlicher Anspannung und Stress kann dieses Aromaöl helfen, die innere Unruhe loszulassen.

Pfefferminze: Die heilende Wirkung des Pfefferminzöls ist schon lange bekannt. Das ätherische Öl ist antiseptisch, fiebersenkend, schleimlösend und befreit die Atemwege. Deshalb wird es sehr häufig bei Erkältungskrankheiten verwendet. Zudem fördert es die Durchblutung, wirkt entkrampfend und wird oft bei Nackenverspannungen angewendet. Pfefferminze erfrischt den Geist, stärkt das Gedächtnis und fördert die Konzentration.

Auch dieses ätherische Öl ist sehr intensiv und sollte daher sparsam dosiert werden.

Halschakra Edelstein-Therapie

Heilsteine in hellen Blautönen, wie etwa der Aquamarin, blauer Topas, Chalcedon, Lapislazuli und Türkis eignen sich sehr gut, um das Halschakra anzuregen und sanft zu harmonisieren. Du kannst den Stein deiner Wahl als Handschmeichler verwenden, als Halskette tragen oder direkt auf dein Halschakra auflegen. Auch für die Herstellung von Edelsteinwasser eignen sich diese Heilsteine sehr gut.

Aquamarin: Der Aquamarin stärkt unser Immunsystem und wird häufig bei Allergien, Asthma und Stoffwechselproblemen eingesetzt. Er beeinflusst positiv die Schilddrüse und reguliert den Hormonhaushalt. Er hilft bei Stress und innerer Unruhe, stärkt das Selbstbewusstsein und soll für ein besseres Selbstwertgefühl sorgen. Der Aquamarin entfaltet die beste Wirkung, wenn er direkt auf das Halschakra aufgelegt wird.

Blauer Topas: Dieser Edelstein verhilft uns zu Klarheit über unsere Wünsche und Bedürfnisse, stärkt unsere Selbstbestimmung und setzt die Kommunikation in Bewegung. Er weitet das Bewusstsein und die Selbstwahrnehmung. Außerdem hilft er uns dabei, in gestressten Situationen gelassener zu reagieren. Der blaue Topas fördert das emotionale Gleichgewicht, entspannt und beruhigt den Geist. Er unterstützt die Heilung bei Kehlkopf- und Mandelentzündungen und bringt Linderung bei Erkrankungen von Speiseröhre und Stimmbändern.

Chalcedon: Der Chalcedon baut Hemmungen ab und fördert unser Selbstvertrauen. Er hat einen positiven Einfluss auf unsere Schilddrüse und regelt den Hormonhaushalt. Bei Problemen im Hals- und Rachenbereich, wirkt er entzündungshemmend und lindert Atemwegserkrankungen sowie Infekte. Der Chalcedon ist der Heilstein für die Kommunikation und wird auch als „Rednerstein" bezeichnet. Er verleiht uns nicht nur eine starke Stimme, sondern lässt uns auch viel lockerer das Aussprechen, was wir zu sagen haben. Ob Lampenfieber oder bei Problemen mit der Sprache, wie etwa Stottern – die Energie dieses Heilsteins hat eine besonders positive Wirkung auf unser Halschakra.

Lapislazuli: Dieser Chakra-Stein entfaltet seine Kräfte besonders stark auf das Hals- und Stirnchakra, wirkt aber auch auf das Scheitelchakra. Er lindert Erkrankungen im Kehlkopfbereich, hilft bei grippalen Infekten und hat einen Einfluss auf die Funktion der Schilddrüse. Dieser Heilstein stärkt das Selbstbewusstsein und hilft uns, das zu sagen, was wir gerne ausdrücken möchten, ohne gehemmt und unsicher zu sein.

Türkis: Von der Farbe her ist der Türkis zwar nicht hellblau, wird aber dennoch dem Halschakra zugeordnet. Denn er stärkt einen freien, liebevollen Selbstausdruck in Kombination mit der Fähigkeit, anderen Menschen respektvoll zuzuhören. Er ist der optimale Begleiter für alle, die viel reden müssen und hilft dabei, stets die richtigen Worte zu finden. Der Unterstützer-Stein bei allen Sprach- und Kommunikationsproblemen hat auch eine heilende und lindernde Wirkung bei Atemwegserkrankungen. Zudem wirkt sich seine Schwingung positiv auf unsere Schilddrüse aus.

Halschakra Affirmationen

Affirmationen für das Halschakra fördern den Mut zur eigenen Wahrheit und unterstützen unseren Selbstausdruck.

- „Ich höre auf meine innere Stimme."
- „Es fällt mir leicht, mit anderen zu sprechen."
- „Ich spreche meine Wahrheit aus und höre anderen respektvoll zu."
- „Ich bin jederzeit authentisch und selbstbestimmt."
- „Meine Stimme ist klar und kraftvoll."
- „Ich weiß meine Gefühle wahrzunehmen und zu artikulieren."
- „Meine Gefühle werden gehört und wertgeschätzt."
- „Ich kann meine Gefühle und Gedanken frei und respektvoll ausdrücken."

Beispiel eines Tagesablaufs (Tag 13–15)

Starte gleich nach dem Aufwachen mit der Chakra-Atmung. Wenn du magst, vermische einige Tropfen eines ätherischen, speziell für das Halschakra empfohlenen, Öls mit einem Körperöl und massiere damit deinen Hals und Nacken. Das 5. Chakra kannst du auch wunderbar harmonisieren, indem du blaue Kleidungsstücke trägst. Vor allem beim Halschakra eignen sich Schals oder Krawatten in Blautönen hervorragend. Du kannst von der positiven Wirkung des Aromaöls auch tagsüber profitieren, indem du es dir auf deine Handgelenke träufelst und hin und wieder daran riechst. Deine gewählte Affirmation kannst du tagsüber immer wieder mal laut aussprechen, flüstern oder sie nur in Gedanken sagen. Abends kannst du die Chakra-Übungen ganz bewusst machen. Massiere noch einmal deinen Hals und Nacken mit der Aromaöl Mischung und mach es dir auf dem Sofa gemütlich. Dann lege dir den passenden Heilstein auf deinen Kehlkopf, damit er seine positiven Wirkungen direkt auf das Halschakra übertragen kann, und mache die Chakra-Atmung für einige Minuten. Auch hier soll der Tagesablauf nur als Beispiel dienen, wie du das Halschakra einfach energetisieren kannst. Mach aber immer nur das, was sich für dich stimmig anfühlt. Wenn du irgendwelche Veränderungen an dir bemerkst – körperlich wie psychisch – kannst du deine Erfahrungen auf der folgenden Seite notieren.

Notizen:

Das Stirnchakra harmonisieren (Tag 16–18)

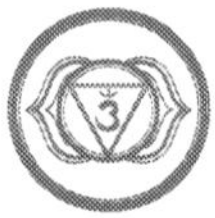

Das Stirnchakra, auch drittes Auge genannt, liegt in der Mitte der Stirn zwischen den Augenbrauen und etwas oberhalb der Nasenwurzel. Farblich wird es einem Dunkelblau bis Violett zugeordnet. Es gilt als geistiges Zentrum der Erkenntnis und Intuition und ermöglicht uns Achtsamkeit und Bewusstsein. Das dritte Auge stellt die Verbindung zur geistigen Welt her. Mit einem gut entwickelten Stirnchakra fällt es uns leicht, innere Bilder zu erzeugen. Wir besitzen eine hohe Vorstellungskraft und haben ein besonders feines Gespür. Können die Energien in diesem Chakra ungehindert fließen, entsteht geistige Klarheit. Uns fällt es leicht, Kontakt zu unseren intuitiven Kräften und zur inneren Wahrheit aufzunehmen. Der Bereich des Stirnchakras erstreckt sich auf körperlicher Ebene vor allem auf das Kleinhirn und unsere Sinnesorgane – also Augen, Ohren und Nase. Auch unser Nerven- und Hormonsystem sowie der Gesichtsbereich werden vom 6. Chakra beeinflusst. Die Hirnanhangdrüse steht ebenfalls in unmittelbarem Zusammenhang mit diesem Chakra. Jegliche Beschwerden, die den Kopf und das Gesicht betreffen, deuten auf ein geschwächtes oder blockiertes Chakra. Häufig treten Probleme mit den Augen, Kopfschmerzen, Entzündungen von Ohren, Stirn- oder Nebenhöhlen und sogar neurologische Erkrankungen auf. Zudem reguliert das Stirnchakra unseren Bio-Rhythmus und den Schlaf.

Ein gut entwickeltes 6. Chakra sorgt für geistige Klarheit, ein gutes Gedächtnis und Konzentrationsvermögen. Über dieses Chakra können wir uns mit der geistigen Welt verbinden und es ermöglicht uns, alles aus einem anderen Blickwinkel zu betrachten. Ist es geöffnet und in Balance, können wir unser ganzes Potenzial entfalten. Unsere Sinne sind derart geschärft, dass es uns leichter fällt, Täuschungen und Illusionen zu erkennen und zu überwinden. Wir nutzen unseren Verstand und hören dennoch auf unser Herz. Herrscht jedoch eine Blockade im Stirnchakra, äußerst sich diese in Kopflastigkeit. Wir sind engstirnig und vernunftgesteuert. All das, was nicht in unser Weltbild passt, oder sich nicht analytisch erklären lässt, lehnen wir ab. Es kann zu Konzentrationsstörungen, Vergesslichkeit, geistiger Verwirrung, Selbstsucht oder auch zu einer Selbstverherrlichung kommen. Unruhe, Albträume oder Wahnvorstellungen können auf eine Störungs des Stirnchakras hindeuten. Auch Kontroll- und Kritiksucht, Manipulation sowie eine negative Lebenseinstellung sind Auswirkungen eines disharmonischen Stirnchakras. Auf körperlicher Ebene lässt sich ein schwaches oder blockiertes Chakra daran erkennen, wenn häufig Probleme mit den Augen, Ohren, Nase oder dem Zentralnervensystem auftreten. Bist du anfällig für Kopfschmerzen oder Migräne, Schnupfen, Ohrenschmerzen oder leidest du an Sehstörungen, solltest du dein Stirnchakra harmonisieren.

Öffne deinen Geist für eine neue Sichtweise

Mithilfe deines Stirnchakras kannst du Kontakt zu deiner Intuition aufnehmen und deine Vorstellungskraft nutzen, um deine

Ziele ohne Anstrengungen zu erreichen. Ist es geöffnet, ermöglicht es uns die Verwirklichung unserer Gedanken und Wünsche. Damit es wieder in Balance gerät, gibt es unterschiedliche Anwendungen. Idealerweise kombinierst du die verschiedenen Methoden, um das Chakra anzuregen. Zum Aktivieren im Alltag kannst du dunkelblaue Kleidungsstücke wählen oder dein Zuhause mit dunkelblauen Accessoires aufhübschen. Regelmäßige Meditationen helfen dir dabei zu lernen, auf deine Intuition und innere Führung zu hören. Visualisierungen dienen ebenfalls dazu, das Stirnchakra in Harmonie zu bringen. Auch ein Traumtagebuch zu führen, ist eine hervorragende Möglichkeit, um das 3. Auge anzuregen. Schöne Klaviermusik kann sich ebenfalls positiv auf das Chakra auswirken. Zusätzlich kannst du auch in den drei Tagen, die für die Harmonisierung deines Stirnchakras vorgesehen sind, die folgenden Heilanwendungen wunderbar kombinieren.

Stirnchakra-Atmung

Mit der Chakra-Atmung kannst du ein disharmonisches Stirnchakra wieder in Balance bringen, um deine Intuition zu schärfen. Starte deinen Tag, indem du zwei Minuten lang in dein Stirnchakra atmest. Dadurch kann sich deine Vorstellungskraft erhöhen dir dabei helfen, über den Tellerrand hinaus zu blicken und zu neuen Erkenntnissen zu kommen. Wenn du unter Konzentrationsschwierigkeiten leidest, empfehle ich dir, die Stirnchakra-Atmung auch tagsüber öfters durchzuführen. Wenn du stets rational denkst und vernunftgesteuert agierst, kann sich diese Atemübung sehr positiv auswirken. Die Bauchatmung (4-6-Atemtechnik) dient wieder als Basis und der Fokus liegt auf unserem 3. Auge. Wenn du Zeit hast, kannst du die Übung gerne zwei Minuten oder länger machen.

Anleitung: Setze dich bequem hin, schließe deine Augen und lege deine Hände auf deine Stirn. Langsam atmest du vier Sekunden lang ein und stellst dir vor, wie dein Atem hoch zu deinem Stirnchakra und von da aus zu deinen Händen gelangt. Richte deine Aufmerksamkeit auf das indigoblaue bis violette Leuchten des Stirnchakras und atme langsam sechs Sekunden lang aus. Bei jedem Einatmen konzentrierst du dich darauf, in dein 3. Auge zu atmen und bei jeder Ausatmung gelangt die Luft über den Mund wieder aus deinem Körper. Innerhalb dieser zwei Minuten kann dein Körper wunderbar entspannen und deinen Kopf frei machen. Falls es dir zu anstrengend ist, die Hände oben zu halten, kannst du die Übung auch ohne Hände machen und einfach visualisieren, wie du in dein Stirnchakra atmest.

Stirnchakra Aroma-Therapie

Es gibt ätherische Öle, die besonders hilfreich sind, um die Energien des Stirnchakras auszugleichen. Entscheide spontan aus dem Bauch heraus, welches dich am meisten anspricht. Zu den wirkungsvollsten Aromaölen gehören Myrrhe, Sandelholz, Veilchen und Zitronengras. Ob als Chakra-Duft-Massage, ein entspannendes Vollbad, als Raumduft oder zum direkten Auftragen auf das Chakra – intuitiv wirst du die optimalen Methoden finden.

Myrrhe: Myrrhyenöl ist ein altbekanntes Heilmittel. Es synchronisiert unsere beiden Gehirnhälften und hat eine direkte

Wirkung auf die Hypophyse, unsere Hirnanhangdrüse. Deshalb eignet es sich hervorragend, um das Stirnchakra in Balance zu bringen. Myrrhe hat eine klärende und reinigende Wirkung. Es wirkt schmerzstillend und entzündungshemmend; daher wird es auch bei Entzündungen im Mund angewendet.

Sandelholz: Das ätherische Öl wirkt ausgleichend, beruhigend, entspannend, harmonisierend, wärmend und stimmungsfördernd Nervosität und innere Verspannungen werden gelöst und wir gelangen wieder ins seelische Gleichgewicht. Auf körperlicher Ebene hilft es bei Kopfschmerzen, Schnupfen und Schlafstörungen.

Veilchen: Veilchenöl gehört zu den ätherischen Ölen, die seelische Wunden heilen können. Es hebt die Stimmung, ist angstlösend und beruhigt. Bei Schlafstörungen oder Stress hilft es, zu entspannen. Zudem wirkt es antiseptisch, antibakteriell, entzündungshemmend und durchblutungsfördernd. Bei Kopfschmerzen lohnt es sich, Stirn und Schläfen mit dem Aromaöl einzureiben.

Zitronengras: Dieses Öl ist auch unter dem Namen Lemongrass bekannt. Es unterstützt unseren Verstand bei seiner Arbeit. Wenn Ängste oder seelische Belastungen das Stirnchakra blockieren, hilft das Aromaöl, diese zu transformieren. Vor allem aber stimuliert Zitronengrasöl die linke Gehirnhälfte und fördert die Konzentration sowie logisches Denken. Zudem wirkt es stimulierend auf unser Immunsystem und wird häufig bei Erkältungen und fieberhaften Infekten eingesetzt.

Stirnchakra Edelstein-Therapie

Für das Stirnchakra eignen sich dunkelblaue Edelsteine wie blauer Turmalin, Lapislazuli, Saphir und Sodalith. Lass dich auch hier wieder von deiner Intuition leiten und wähle den oder die Steine, die dich ansprechen. Edelsteine verfügen über eine starke Chakra aktivierende Wirkung. Sie energetisieren, harmonisieren und lösen Blockaden. Auch bei der Anwendung mit Heilsteinen empfiehlt es sich beim Stirnchakra, mehrere Methoden zu kombinieren. Die einfachste Methode ist, den Heilstein bei sich zu tragen. Und am wirkungsvollsten ist es, wenn der Stein direkt auf der Haut getragen wird. Aber auch das Auflegen auf das Stirnchakra wirkt harmonisierend. Wenn du Edelsteine im Raum aufstellst, können sie wunderbar energetisch wirken und die Atmosphäre im Raum positiv beeinflussen. Durch das Trinken von Edelsteinwasser können Heilkräfte im gesamten Körper wirken.

Blauer Turmalin: Der blaue Turmalin lindert Verspannungen im Nackenbereich, verbessert die Sauerstoffzufuhr im Gehirn und erhöht dadurch die Konzentrationsfähigkeit. Außerdem verhilft er zu Klarheit und unterstützt uns bei der Selbstverwirklichung.

Lapislazuli: Wie vorher beim Halschakra erwähnt, entfaltet der Lapislazuli seine Kräfte auf die drei oberen Chakren. Er ist sein sehr kräftiger Heilstein, der unser Gedächtnis stärkt, Intuition sowie Konzentration fördert und für einen klaren Verstand sorgt. Durch seine beruhigende und krampflösende Wirkung eignet sich der Lapislazuli auch bei Kopfschmerzen oder Neuralgien.

Saphir: Der Saphir steigert die Konzentrationsfähigkeit, wirkt ausgleichend und harmonisierend. Er gilt als der kraftvollste Heilstein zur Stärkung der Nerven, verleiht innere Ruhe und geistige Klarheit. Er stärkt unsere Willenskraft, wodurch wir unsere Ziele und Wünsche leichter realisieren können. Durch die Energie des Saphirs fällt es uns leichter, selbstbestimmt zu leben und uns selbstbewusst zu behaupten. Auf der körperlichen Ebene hilft er bei Kopfschmerzen, Migräne, Augenproblemen sowie Schnupfen und lindert Stirn- und Nebenhöhlenentzündungen. Außerdem wirkt sich seine Energie positiv auf Verspannungen im Nacken sowie bei Problemen mit dem Zahnfleisch aus.

Sodalith: Der Sodalith lindert Kopfschmerzen und Migräne, wirkt entzündungshemmend und fiebersenkend. Er steigert die Konzentration und Kreativität sowie das Selbstbewusstsein. Außerdem aktiviert dieser Heilstein die Hirnanhangdrüse und hat eine sehr harmonisierende Wirkung. Der Sodalith soll auch das Bewusstsein fördern, damit wir unseren Zielen und der Verwirklichung unserer Träume treu bleiben.

Stirnchakra Affirmationen

Mit speziellen Affirmationen können wir unser Stirnchakra harmonisieren und somit unseren Geist für Intuition und innere Weisheit öffnen. Du kannst eine dieser Affirmationen wählen, sie kombinieren oder deine eigene kreieren.

- „Ich vertraue und höre auf meine innere Stimme."
- „Ich erkenne das Wesentliche in meinem Leben."
- „Ich vertraue meiner Intuition voll und ganz."

- „Mein Geist ist inspiriert und ich sehe meinen Weg ganz klar."
- „Ich bin zu jeder Zeit klar und fokussiert."
- „Mein Herz und mein Verstand sind im Einklang."
- „Ich lasse meiner Fantasie freien Lauf."
- „Ich erreiche jedes Ziel leicht und mühelos."

Beispiel eines Tagesablaufs (Tag 15–18)

Um das Stirnchakra zu stärken und harmonisieren, kannst du deinen Tag, während der 21-Tage-Reise, folgendermaßen gestalten: Nachdem du morgens aufgewacht bist, startest du mit der Chakra-Atmung. Wenn du möchtest, kannst du einige Tropfen eines zum Chakra passenden Aromaöls auf die Mitte der Stirn auftragen und einmassieren. Achte aber darauf, dass du nicht zu nahe an die Augen gerätst. Um auch tagsüber von der Wirkung des ätherischen Öls profitieren zu können, kannst du dir das Öl auch auf die Schläfen und Handgelenke träufeln oder einige Tropfen auf Taschentuch geben. Das Stirnchakra lässt sich auch durch das Tragen von dunkelblauer oder violetter Kleidung wunderbar harmonisieren. Sprich deine gewählte Affirmation öfters aus – entweder laut vorsagen, flüstern oder nur in Gedanken. Wenn du abends Zeit hast, kannst du die Chakra-Übungen miteinander kombinieren. Wenn du magst, mach dir ein Fußbad oder entspanne in der Badewanne. Du kannst es dir aber auch im Bett oder auf dem Sofa gemütlich machen und die Übungen verbinden. Lege dir deinen ausgewählten Heilstein direkt auf das Stirnchakra und mache ein paar Minuten die Chakra-Atmung. Lege den Edelstein zwischen deinen Augenbrauen auf, damit er seine Schwingungen direkt auf das Stirnchakra übertragen kann. Natürlich ist auch dieser Tagesablauf wieder nur ein Beispiel, wie du dein 3. Auge energetisieren kannst. Wenn dir aber Zeit und/ oder Lust fehlen, dann hör auf eine innere Stimme und mache nur die Übungen, die dir zusagen. Eventuelle körperliche oder psychische Veränderungen kann du dir auf der folgenden Seite notieren.

Notizen:

Das Kronenchakra harmonisieren (Tag 19–21)

Das Kronenchakra liegt im Bereich des Schädeldaches, am Scheitelpunkt des Kopfes – daher auch der Ausdruck Scheitelchakra – und wird einem hellen Violett sowie auch der Farbe Weiß zugeordnet. Diese Farben haben eine stark meditative Wirkung und unterstützen die spirituelle Verbindung. Das Scheitelchakra ist nach oben hin geöffnet, sodass eine Verbindung des Menschlichen mit dem Göttlichen ermöglicht wird. Es ist die Quelle und der Ausgangspunkt für die Manifestation. Zudem ist es das subtilste aller Chakren und die Verbindung zum Körper ist nicht so intensiv, wie die der anderen Chakren. Das Scheitelchakra ist unser geistiges und spirituelles Energie-Zentrum, beeinflusst aber auch unseren physischen Körper. Körperlich gesehen ist es nicht einzelnen Organen zugeordnet, sondern übt eine schützende und harmonisierende Wirkung auf den gesamten Körper aus. Auf hormoneller Ebene wirkt es sich auf unsere Zirbeldrüse aus. Diese steuert die Lichtaufnahme und reguliert, über das Hormon Melatonin, unseren Schlaf-Wach-Rhythmus.

Erleuchtung und Selbstverwirklichung sind die Themen des Kronenchakras. Kann dieses Chakra harmonisch wirken, strahlen wir Güte und Ruhe aus. Wir verfügen über eine Energie, die nach außen hin strahlt und positive Veränderungen bewirkt. Wir sind in der Lage, in jeder Situation unseren Zielen nachzugehen und sind absolut unabhängig von den äußeren Umständen. Im Scheitelchakra gibt es keine Blockaden im eigentlichen Sinn, sondern es kann nur mehr oder weniger entwickelt sein. Besteht eine Disharmonie im 7. Chakra, leiden wir oft unter Kopfschmerzen, Nervenleiden, Lähmungserscheinungen, Krebserkrankungen und haben häufig eine Immunschwäche. Auch Ein- und Durchschlafstörungen weisen auf ein geschwächtes Kronenchakra hin. Seelische Auswirkungen sind oft ein Gefühl der Leere und Sinnlosigkeit sowie mangelnde Lebensfreude. Wir sind unglücklich, ohne zu wissen warum. Wir fühlen einen Mangel, der sich jedoch nicht exakt beschreiben lässt. Dieses Gefühl kann zu Depressionen führen, die ohne erkennbaren Auslöser auftreten. Es kann auch ein Zustand der geistigen Erschöpfung auftreten und man fühlt eine Leere, kann aber nicht feststellen, wo diese genau ist. Mit dem Kronenchakra können wir uns auch mit unserem Höheren Selbst verbinden. Es ermöglicht uns den Zugang zu unserer eigenen Spiritualität. Mit einem gut entwickelten Kronenchakra öffnen wir uns für die göttliche Führung in unserem Leben.

Richte deine Chakren zu einem ganzheitlichen Lebensfluss aus

Beim Kronenchakra geht es darum, sich seines göttlichen Ursprungs bewusst zu werden. Durch die Verbindung zwischen dem Irdischen und Kosmischen sowie dem Bewusstwerden, können wir die höchste Form von Wissen und Weisheit erlangen. Ist das Chakra vollständig geöffnet und entfaltet, ist das gleichbedeutend mit dem Zustand der Erleuchtung. Es gibt viele Methoden, die dir dabei helfen können, dein Scheitelchakra zu aktivieren. Versuche so oft wie möglich in die Natur zu gehen. Vor allem in höheren Lagen. Geh wandern und öffne dich für die

Energie und Schönheit der Berge. Trage helle Kleidung – weiß oder ein helles Violett. Stelle dir weiße oder violette Blumen ins Zimmer. Besonders gut kannst du das Chakra harmonisieren, wenn du in stiller Umgebung meditierst. Wenn du konkrete Probleme mit deinem Kronenchakra hast, solltest du die im Folgenden vorgestellten Heilmethoden miteinander kombinieren. Damit lässt sich die beste Wirkung erzielen.

Kronenchakra-Atmung

Die Chakra-Atmung ist eine gute Möglichkeit, um das Kronenchakra auf einfache Weise in Harmonie zu bringen. Wenn du Zeit hast, starte den Tag, indem du für zwei Minuten in dein Kronenchakra atmest. Falls du dich oft kraftlos und erschöpft fühlst, obwohl du ausreichend lang geschlafen hast, kannst du mithilfe der Kronenchakra-Atmung gleich am Morgen deinen kompletten Organismus in Schwung bringen. Bei fehlender Lebensfreude und Depressionen kann sich diese Atemtechnik sehr positiv auswirken. Auch beim Kronenchakra dient uns die Bauchatmung (4-6-Atemtechnik) als Basis. Und so wie bei den anderen Chakren solltest du auch hier wieder auf deine Intuition hören und die Übung so lange machen, wie es sich für dich am Stimmigsten anfühlt.

Anleitung: Setze dich bequem hin, schließe die Augen, lege deine Hände auf dein Scheitelchakra und lenke deine Aufmerksamkeit bewusst auf dieses Chakra. Atme langsam vier Sekunden ein und stell dir vor, wie dein Atem hoch zum Kronenchakra und von da zu deinen Händen gelangt. Konzentriere dich auf das helle violett-weiße Leuchten des Kronenchakra und atme langsam sechs

Sekunden lang aus. Mit jedem Einatmen konzentrierst du dich darauf, in das Kronenchakra zu atmen und bei jeder Ausatmung gelangt die Luft über den Mund wieder aus deinem Körper. Während dieser Atemübung entspannen sich Körper und Geist, dein Kopf wird frei und die Konzentration erhöht sich.

Kronenchakra Aroma-Therapie

Mithilfe von Neroli, Rosenholz und Weihrauch lässt sich die Spiritualität und somit das Kronenchakra besonders gut unterstützen. Einige Tropfen in der Duftlampe sorgen für gute Energie. Wenn du auch unterwegs nicht auf die Aromatherapie verzichten möchtest, gibt ein paar Tropfen auf ein Taschentuch und rieche zwischendurch immer wieder daran. Oder du gibst einen Tropfen des Aromaöls vor der Chakra-Atmung direkt auf deinen Scheitel. Auch ein entspannendes, mit ätherischem Öl aromatisierten Vollbad, regt dein Kronenchakra auf sanfte Weise an.

Neroli: Neroliöl ist in der Lage unsere Zirbeldrüse zu aktivieren. Zudem fördert es die Ausschüttung von Serotonin und wirkt damit depressiven Verstimmungen entgegen. Es wirkt anregend, stimmungsaufhellend und erfrischend, aber auch entspannend. Neroli fördert das seelische und emotionale Gleichgewicht und wirkt gegen Ängste und innere Anspannungen. Auch bei Ein- und Durchschlafstörungen sowie Kopfschmerzen ist dieses ätherische Öl eine wirkvolle Hilfe.

Rosenholz: Rosenholzöl kann, aufgrund seiner beruhigenden und angstlösenden Wirkung, Stress und Nervosität mindern. Es vermag seelische Blockaden zu lösen und wirkt sehr harmonisierend.

Es hilft auch bei Kopfschmerzen, innerer Anspannung sowie stressbedingten Beschwerden und kräftigt das Immunsystem.

Weihrauch: Das Öl des Weihrauchs gilt als ein ganz besonderes ätherisches Öl in der Aromatherapie. Es ist ein wirksames Mittel, das die menschliche Psyche beeinflusst und die Selbstheilungskräfte des Körpers anregt. Es stärkt das Immunsystem und hat eine entzündungshemmende sowie schmerzlindernde Wirkung. Das Aromaöl dient auch als Beruhigungsmittel, mindert Ängste und Stress und ist eine wirksame Hilfe bei Schlafstörungen.

Kronenchakra Edelstein-Therapie

Besonders positiv auf das Kraftfeld des Kronenchakras wirken die Heilenergien von Amethyst, Bergkristall, Diamant sowie Phenakit. Auch hier hast du wieder unterschiedliche Verwendungsmöglichkeiten. Du kannst jede ausprobieren oder du wählst nur jene, die sich spontan stimmig anfühlen. Als Schmuckstück am Körper getragen entfalten diese Heilsteine ihre besondere Wirkung. Aber auch bei einer Massage direkt am Scheitel wirst du die Kraft der Edelsteine bemerken. Und um den kompletten Körper zu harmonisieren, kannst du dir damit ein Edelsteinwasser zubereiten. Der Amethyst und der Bergkristall sind vor allem als Handschmeichler zu empfehlen, weil sich in unseren Handchakren die heilenden Schwingungen besonders gut entfalten können.

Amethyst: Dieser Edelstein fördert das Konzentrationsvermögen und wirkt beruhigend bei Stress und Nervosität. Er lindert Schlafstörungen und gleicht Stimmungsschwankungen aus. Auf körperlicher Ebenso wirkt er schmerzlindernd bei Verspannungen. Bei Problemen mit der Haut, Magen- und Darmerkrankungen, sowie bei Erkrankungen der Atemwege leistet er gute Dienste.

Bergkristall: Der Bergkristall wirkt gegen innere Unruhe, stärkt das Selbstwertgefühl und löst Energieblockaden. Er ist einer der stärksten Heilsteine überhaupt und lässt sich universell einsetzen. Er gibt deinem Körper immer genau das, was er im Moment benötigt. Er hat eine kühlende Wirkung und wird deshalb sehr oft bei fieberhaften Erkrankungen eingesetzt. Zudem stabilisiert er das Herz sowie den Kreislauf und lindert Kopfschmerzen. Er reguliert auch die Drüsenfunktion und verbessert die Durchblutung. Er besitzt auch eine krampflösende und entschlackende Wirkung.

Diamant: Dem Diamanten wird eine besondere Bedeutung als Heilstein zugeschrieben. Er stärkt das Selbstbewusstsein und die Willenskraft. Auch bei Antriebslosigkeit und Energiemangel wirkt er sich positiv aus. Er wird sowohl bei Blasen- und Nierenerkrankungen eingesetzt, wie auch bei Problemen im Magen-Darm-Trakt. Er lindert Kopfschmerzen, Schlafstörungen und hilft bei Rückenschmerzen.

Phenakit: Der Phenakit ist ein sehr bedeutender Heilstein, denn er strahlt ausschließlich positive Energie aus. Er ist bekannt für seine stimmungsaufhellende Wirkung und hilft bei psychischen Erkrankungen. Außerdem öffnet er das Herz und befreit den Geist. Eine weitere Eigenschaft dieses Edelsteins ist die Verbindung der oberen Chakren miteinander. Deshalb bewirkt er auch eine Öffnung des Bewusstseins und des Geistes.

Kronenchakra Affirmationen

Folgende Affirmationen sind eine sehr einfache, aber dennoch wirkungsvolle Methode, um das Kronenchakra zu harmonisieren. Die positiven Glaubenssätze dringen besonders kurz nach dem Aufwachen sowie vor dem Einschlafen in unser Unterbewusstsein.

- „Ich bin mit allem verbunden."
- „Ich bin voller Lebensenergie und Freude."
- „Ich erlaube mir, ich selbst zu sein."
- „Ich erkenne, wer ich bin und was meine Bestimmung ist."
- „Ich bin dankbar für meine göttliche Verbundenheit."
- „Ich bin perfekt, so wie ich bin."
- „Ich bin es wert, geliebt zu werden."
- „Ich bin eins mit dem Universum."

Beispiel eines Tagesablaufs (Tag 19–21)

Um das Kronenchakra bestmöglich zu harmonisieren, empfehle ich dir folgenden Tagesablauf: Gleich nach dem Aufwachen, startest du mit der Chakra-Atmung. Gib einen Tropfen deines gewählten ätherischen Öls auf dein Kronenchakra, direkt am Scheitel. Auch das Tragen von heller Kleidung – weiß oder violett – kann das Chakra wunderbar in Balance bringen. Du kannst dir ein wenig vom Aromaöl auch auf deine Handgelenke träufeln, somit profitierst du auch tagsüber von der positiven Wirkung. Sprich deine ausgewählte Affirmation tagsüber öfters aus – laut oder leise, ganz wie du magst. Wenn du am Abend Zeit hast, kannst du die Chakra-Übungen gerne miteinander kombinieren, um den bestmöglichen Erfolg zu bewirken. Wenn du magst, beginne mit einem Vollbad, in das du einige Tropfen ätherisches Öl gibst. Genieße die wohltuende Wärme in Kombination mit der entspannenden Wirkung. Du kannst dich auch in dein Bett oder auf das Sofa legen, einen Tropfen des Aromaöls auf das Kronenchakra geben und die Chakra-Atmung machen. Die Heilenergie des von dir gewählten Edelsteins wirkt sich am besten auf das Kronenchakra aus, wenn du ihn direkt auf das Scheitelchakra in der Mittte deines Kopfs legst. Am einfachsten geht das, in dem du dich entspannt hinsetzt. So kannst du die Edelstein-Therapie wunderbar in Verbindung mit der Kronenchakra-Atmung machen. Dieses Beispiel eines Tagesablaufs ist, so wie bei den anderen Chakren, nur eine Empfehlung. Meine Klienten haben damit sehr gute Erfahrungen gemacht. Gestalte deinen Tag aber auch in den letzten drei Tagen der 21-Tage-Reise so, wie es für dich passend ist. Es kommt nicht darauf an, wie lange du die Übungen durchführst. Bereits das bewusste Befassen mit den Chakren wird sich positiv auf dich auswirken. Schreibe deine Erfahrungen – körperlich wie psychisch – gerne auf der folgenden Seite auf.

Notizen:

Nachwort

Nun sind wir am Ende der 21-Tage-Reise angelangt und du solltest die ein oder andere Veränderung bereits an dir bemerkt haben. Vielleicht zeigt sich nicht alles sofort, aber mit der Zeit wirst du feststellen, dass sich etwas getan hat. Die Chakren-Arbeit ist ein sehr vielschichtiger Prozess, der deine Wahrnehmung für feinstoffliche Energien schulen und dein Bewusstsein für Körper, Geist und Seele intensivieren soll. Manchmal zeigen sich die positiven Veränderungen der Chakren-Arbeit nicht sofort. Oder sie fallen dir nicht gleich auf. Aber durch das Befassen und Harmonisieren mit deinen Chakren lernst du den liebevollen Umgang mit deinem Körper und du wirst schneller Veränderungen wahrnehmen, da du sensitiver wirst. Wenn alle Chakren ausgeglichen sind und sich ungehindert drehen können, verbessert sich dein Energiesystem. Du kannst dir deinen Körper wie ein Uhrwerk und deine Chakren wie kleine Zahnräder vorstellen. Ist der Körper wieder in Balance, drehen sich die Chakren gleichmäßig und greifen ineinander – alles fließt perfekt. Körperlich gesehen, bewirkt die Harmonisierung[12] eine Stärkung des Immunsystems, die Anregung des Stoffwechsels und eine Aktivierung von Entgiftungsprozessen.

Deine Zellen und Organe werden mit heilender Energie versorgt. Die Chakra-Arbeit wirkt sich natürlich auch auf das Bewusstsein aus und du wirst eine innere Ruhe verspüren sowie viel gelassener werden. Da sich eine Harmonisierung der Chakren auch auf unseren Geist auswirkt, werden sich negative Gedankenmuster auflösen und durch positive Gedanken ersetzt werden – und dies führt zu positiven Verhaltensweisen. Du wirst bemerken, dass du vitaler bist und mehr Lebensenergie hast. Dadurch verändert sich deine Ausstrahlung, die sich auch im zwischenmenschlichen Bereich bemerkbar machen wird. Ich habe von Klienten schon oft gehört, dass andere ihre positive Veränderung als „Inneres Strahlen" wahrgenommen haben.

Ich wünsche mir für dich, dass du durch die ganzheitliche Heilmethode der 21-Tage-Reise schon bald die positiven Wirkungen in allen Bereichen deines Lebens spüren wirst. Dass sich dein spirituelles Bewusstsein intensivieren und sich deine körperliche Gesundheit stabilisieren wird. Sie soll dir auch dabei helfen, dass du deine persönlichen Ziele besser verstehen oder erkennen kannst und dein gesamtes Potenzial nutzen wirst.

Abschließend gebe ich dir noch ein paar weitere Techniken an die Hand, mit deren Hilfe du weiter mit deinen Chakren arbeiten kannst. Auch ich habe in meiner Heilungsarbeit viele Methoden ausprobiert, u. a. auch hochmoderne Frequenzverfahren. Besonders die durchgängige Chakra-Meditation möchte ich dir nach der 21-Tage-Reise noch ans Herz legen. Die Anleitung findest du auf den nächsten Seiten. So hast du die Möglichkeit, alle Chakren nacheinander zu beatmen, wie du es bereits kennengelernt hast und kannst es in Zukunft mit in dein Fitness- oder Wellnessprogramm integrieren.

Ich hoffe, dass du viel für dich mitgenommen hast beim Kennenlernen deiner Chakren und so in Zukunft intuitiv fühlen kannst, was dein Körper oder deine Seele vielleicht gerade braucht.

Deine Julia

Weitere Techniken zur Harmonisierung deiner Chakren

Es gibt eine Vielzahl an Techniken, um die Chakren wieder ins Gleichgewicht zu bringen. Neben den bereits erwähnten Übungen sind auch Chakra-Meditation, Chakra-Yoga sowie Farbtherapie sehr beliebte Methoden.

Chakra-Meditation

Die Chakra-Meditation[13] ist eine sehr wirksame Technik in der Energiearbeit. Durch diese Methode können wir unserem Körper besonders gut Lebensenergie zuführen. Bei dieser Art von Meditation gibt es verschiedene Varianten, mit unterschiedlichen Hilfsmitteln. Die Chakra-Meditation, die ich hier vorstelle, ist eine Kombination aus Meditation mit der Chakra-Atmung, die du bereits von der 21-Tage-Reise kennst. Du kannst diese Methode gerne täglich in deinen Alltag integrieren, um auch zukünftig für ausgeglichene Chakren zu sorgen. Regelmäßig angewendet werden Blockaden gelöst und die Energie kann besser fließen. Zudem steigert es dein Bewusstsein und Wohlbefinden. Eine Meditation mit den Chakren hilft dir dabei, sie besser wahrnehmen und spüren zu können. Es handelt sich hier um eine äußerst kraftvolle Technik in der Energiearbeit und du wirst spüren, wie sich deine Chakren harmonisieren.

Anleitung: Während der Meditation14 solltest du ungestört sein und dabei aufrecht sitzen. Ich persönlich mache die Chakra-Meditation täglich für ungefähr 15 Minuten. Anfangs empfiehlt es sich einen Wecker oder den Timer in deinem Handy zu stellen. Du startest damit, deine Augen zu schließen und deinen Atem eine Weile zu beobachten. Danach gehst du mit deiner Aufmerksamkeit durch den ganzen Körper und lässt bewusst alle Anspannungen los. Befindest du dich in einem entspannten Zustand, richtest du deine Aufmerksamkeit auf das Chakra, mit dem du arbeiten möchtest. Wenn du magst, kannst du auch der Reihe nach mit jedem einzelnen Chakra arbeiten. In diesem Fall empfiehlt es sich, mit dem Wurzelchakra zu starten. Nachdem du deine Aufmerksamkeit auf ein Chakra gerichtet hast, spüre in dich, welche Empfindungen du wahrnimmst. Bemerkst du irgendwelche Spannungen? Wie fühlen sie sich an? Kannst du sie loslassen oder haften sie energetisch an dir? Nimmst du auch irgendwelche Gefühle wahr? Was kannst du beobachten? Kommen dir bestimmte Bilder oder Gedanken in den Kopf? Wichtig ist, dass du nichts zurück hältst. Auch Schmerzen, Unbehagen oder sonstige Emotionen dürfen sich nun zeigen. Beobachte und fühle in dich hinein. Beginne damit, mit jedem Einatmen reine Energie in das Chakra einzuatmen, und bei jeder Ausatmung lässt du jede Emotion und jeden Schmerz los. Mit jedem Atemzug dehnt sich die Energie des Chakras und somit deine Energie immer weiter aus. Mach dies so lange, bis du alles losgelassen hast und du dich frei fühlst. Zum Schluss lege deine Hände auf dein Herzchakra und bedanke dich für die Energie, die dein Chakra gereinigt und gestärkt hat. Danach öffnest du langsam wieder deine Augen und begibst dich wieder ins Hier und Jetzt.

Chakra-Yoga

Mit Chakra-Yoga[15] können die sieben Hauptchakren ganz gezielt gestärkt und angeregt werden. Es gibt für jedes Chakra ein speziell abgestimmtes Yoga-Programm, wodurch der Energiefluss in unserem feinstofflichen Körper angeregt wird, die Chakren mit Energie versorgt und Blockaden gelöst werden. Wenn die Energie ungehindert fließen kann, wirkt sich das positiv auf unseren Körper und Geist aus. Bei dieser Methode werden verschiedene Atem-, Entspannungs-, Körper- und Meditationstechniken angewendet. Wenn du deine Chakren mit dieser Technik stärken möchtest, empfiehlt es sich, für jedes Chakra sieben Tage Zeit aufzuwenden. Erst danach wechselst du zum nächsten Chakra. Am einfachsten ist es, wenn du jedes Chakra der Reihe nach harmonisiert. Damit können sie sich gleichmäßig und harmonisch entwickeln. Wenn dich Chakra-Yoga interessiert, empfehle ich dir einen Chakra-Yoga Online-Video-Kurs von YogaMeHome. Der Vorteil an einem Online-Video-Kurs ist, dass du keinen Zeitdruck hast und die Übungen immer dann machst, wenn du Lust drauf hast. Anmelden kannst du dich über deren Website „Yogamehome.org".

Chakra-Farbtherapie

Farben üben, durch ihre spezifische Schwingung, einen besonderen Einfluss auf uns aus. Wir sind ständig farblichen Einflüssen ausgesetzt. Sei es in der Natur durch das Blau des Himmels, das Grün der Bäume oder das Gelb der Sonne. Oder in unserem Alltag durch unsere Kleidung, die Möbel oder unsere Nahrungsmittel – ständig und überall sind wir mit Farben umgeben. Wir spüren diese Schwingungen, ob bewusst oder unbewusst. Farbschwingungen haben eine ganz besondere Wirkung auf unsere Chakren. Welche Farben den unterschiedlichen Chakren zugeordnet sind, weißt du ja bereits. Du kannst die Chakren aktivieren, wenn du die farblich passende Kleidung trägst oder deine Wohnung in diesen Farben dekorierst. Es gibt auch eine wunderbare Methode, Farben sozusagen innerlich einzusetzen. Dies gelingt dir mit Visualisierung bei einer Chakra-Farb-Meditation[16]. Das bedeutet, du stellst dir vor deinem inneren Auge die jeweilige Farbe des Chakras vor, mit dem du arbeiten möchtest. Diese Art von Meditation beginnst du wieder mit der Chakra-Meditation. Dann lenkst du, sobald du innerlich zur Ruhe gekommen bist, deine Aufmerksamkeit auf das jeweilige Chakra und stellst dir vor, wie aus diesem Chakra – in der jeweiligen Farbe – kleine Lichtfunken entstehen. Diese Funken werden immer größer und größer, bis sie sich zu einer großen, farbigen Lichtkugel entwickeln. Schon wenige Minuten dieser Visualisierung reichen aus, um dein Chakra ganz sanft zu aktivieren. Wenn du magst, kannst du auch hier wieder jedes Chakra einzeln durchgehen.

Chakra-Behandlung mit dem Healy

Eine neue moderne Methode zur Chakren-Arbeit ist der Healy. Der Healy[17] ist ein kleines Bioresonanz-Gerät, das ganz einfach mit einem Clip an der Kleidung befestigt wird. Er ist ein eingetragenes Medizinprodukt, womit man verschiedenste Behandlungen am Körper mittels Frequenztherapie machen kann. Der Healy bietet unter anderem auch Chakren-Programme, die unsere Chakren in Balance bringen. Dieses kleine, tragbare Gerät stimuliert mittels Armband- oder Klebe-Elektroden mit bestimmten Frequenzen die einzelnen Chakren. Die Anwendung des Healy funktioniert sehr einfach und ist jederzeit möglich. Wenn du Interesse an dieser Methode hast, informiere dich auf der Website „Healyworld.net"

Chakra-Analyse mittels dem Klang der Stimme

Neben dem Bioresonanz-Gerät Healy gibt es noch eine weitere moderne Methode, die ich hier kurz erwähnen möchte. Denn diese kann am Klang deiner Stimme analysieren, welche Chakren eine Über- oder Unterfunktion aufweisen. Die computergestützte Analysesoftware „Aquera"[18] ermöglicht dir Einblicke in deinen emotionalen und körperlichen Zustand und ist eine effiziente, revolutionäre Technologie, die Bioinformatik bei der Diagnose und Behandlung eines breiten Spektrums menschlicher Pathologien einsetzt. Diese Technik verbessert und fördert die Gesundheit und das Wohlbefinden. Dabei misst und analysiert ein VA-System Muster in deinen Stimmfrequenzen, die mit deinem Emotions-Spektrum sowie deinen Impulsen in Zusammenhang stehen. Und ein EEG misst deine Gehirnwellen-Muster. Das

System macht mehrere Vergleiche zwischen deinen Frequenzen und bekannten Gleichgewichts-Frequenz-Mustern (basierend auf der NCBI-Datenbank und Fourrier-Analyse), um die Frequenz-Ungleichgewichte zu finden. Gewonnen werden die Daten durch die Aufzeichnung der Stimme (die eine große Amplitude auf den psychologischen und emotionalen Teil erlaubt) und durch die EEG-Messung (die mehr Einblick in spezifische Krankheiten bietet). Weitere Infos findest du auf deren Website unter „Aquera.org".

Chakra-Harmonisierung mit Skalarwellen

Der Bioenergetiker und Skalarenergie-Forscher Tom Paladino mit Sitz in Florida ist auf einer persönlichen Mission, einen Unterschied in der Welt zu machen. Toms Scalar Energy (oder Scalar Light)-Heilung hat die Kraft, die molekularen Bindungen von Krankheitserregern, Bakterien, Pilzen, Viren, Parasiten und vielem mehr im Körper aufzubrechen und so zu helfen, die optimale Gesundheit wiederherzustellen. Tom hat viele Testergebnisse und Zeugnisse von Menschen, die nicht mehr den Herpes-Virus oder HIV haben, um nur einige zu nennen. Es klingt fast zu schön, um wahr zu sein, aber ich habe tatsächlich selbst Änderungen im Körper gespürt, bereits während der ersten 30 Tage. Tom bietet eine 15-tägige, kostenlose Skalarwellentherapie an für jeden, der es ausprobieren möchte. Diese Skalar-Energie-Sitzungen haben nachweislich die spirituelle, mentale, emotionale und körperliche Gesundheit von Menschen auf der ganzen Welt deutlich verbessert. **Du kannst an 15 aufeinanderfolgenden Tagen Skalarenergie-Heilung erleben, die deine sieben Chakren ins Gleichgewicht bringt,**

Keime und Parasiten aus deinem Körper beseitigt und das Nährstoffgleichgewicht deines Körpers wiederherstellt. Die Skalarenergie-Sitzungen werden aus der Ferne über ein Foto verabreicht, daher kann jeder auf der Welt mit Skalarenergie über ein Foto seiner Haut behandelt werden. Es ist schmerzlos, sicher für jeden (auch für Haustiere) und es gibt keine Kontraindikationen. Es hilft auch dabei, die Chakren auszugleichen, Giftstoffe zu entfernen, die Spiritualität zu vertiefen, die kognitive Funktion und das allgemeine Wohlbefinden zu verbessern. Mehr Informationen über Tom und die 15 Tage Gratissession findest du unter https://www.scalarlight.com.

Literaturverzeichnis

[1,2,7,10,11,12] Kalashatra Govinda (2012), Chakra Praxisbuch, München, Irisiana Verlag

[3] Angela Gentner & Günter Hohenberger (2008), Gesundheits-Heilsteine-Lexikon, Darmstadt, Schirner Verlag

[4] „Unsere Energiezentren – die 7 Hauptchakren" unter selbstwirksamkeit.jetzt/unsere-energiezentren-die-7-hauptchakren (abgerufen am 2.6.2021)

[5,16] Shalila Sharamon & Bodo J. Baginski (2007), Das Chakra-Handbuch, Aitrang, Windpferd Verlagsgesellschaft mbH

[6] „Chakren in der Kindheit" unter www.vitamotio.de/chakren-in-der-kindheit (abgerufen am 18.05.2021)

[8] „Chakratest – Erkenne deine größten Blockaden und erfahre, wie du sie lösen kannst!" von Laya Commenda, Download unter www.docplayer.org/32287840-Chakra-test-erkenne-deine-groessten-blockaden-und-erfahre-wie-du-sie-loesen-kannst-49-fragen-eine-antwort.html (abgerufen am 29.5.2021)

9 „Atemübung 4-6 – schnelle Hilfe bei Stress“ unter mehrentspannung.de/atemuebung-4-zu-6-schnelle-hilfe-bei-stress (abgerufen am 7.6.2021)

10 „Ätherische Öle und unsere sieben Chakren“ unter aromarei.at/atherische-ole-und-die-7-chakren (abgerufen am 21.5.2021)

11 „Heilsteine“ unter edelsteine.net (abgerufen am 20.5.2021)

12 „Chakra-Affirmationen“ unter gesundheit-ganzheitlich.com/chakra-affirmationen (abgerufen am 18.5.2021)

13 „Chakra-Meditation“ unter chakren.net/chakra-meditation (abgerufen am 24.5.2021)

14 „Chakra-Meditation“ unter chakren.net/chakra-meditation (abgerufen am 24.5.2021)

15 Chakra-Yoga Online-Kurs“ unter yogamehome.org/yoga-programme/chakra-yoga (abgerufen am 17.6.2021)

16 Shalila Sharamon & Bodo J. Baginski (2007), Das Chakra-Handbuch, Aitrang, Windpferd Verlagsgesellschaft mbH

17 „Chakra-Behandlung mit dem Healy“ unter 2.healy.shop/de/ (abgerufen am 17,06,2021)

18 „Aquera System“ unter aquera.org abgerufen am 17.6.2021)

Printed in Poland
by Amazon Fulfillment
Poland Sp. z o.o., Wrocław

16825337R00087